健康走进百姓家丛书

皮肤病百问

朱学骏 著

北京大学医学出版社

PIFUBING BAIWEN

图书在版编目(CIP)数据

皮肤病百问 / 朱学骏著. —北京:北京大学医学出版社, 2013.10(2016.4 重印)

ISBN 978-7-5659-0671-8

Ⅰ.①皮… Ⅱ.①朱… Ⅲ.①皮肤病-防治-问题解答 Ⅳ.①R751-44

中国版本图书馆 CIP 数据核字(2013)第 242719 号

皮肤病百问

著　　　：朱学骏
出版发行：北京大学医学出版社
地　　址：(100191)北京市海淀区学院路 38 号　北京大学医学部院内
电　　话：发行部 010-82802230；图书邮购 010-82802495
网　　址：http://www.pumpress.com.cn
E - mail：booksale@bjmu.edu.cn
印　　刷：北京瑞达方舟印务有限公司
经　　销：新华书店
责任编辑：许　立　　责任校对：金彤文　　责任印制：罗德刚
开　　本：889mm×1194mm　1/32　印张：6.5　字数：120 千字
版　　次：2014 年 1 月第 1 版　2016 年 4 月第 3 次印刷
书　　号：ISBN 978-7-5659-0671-8
定　　价：18.00 元

版权所有,违者必究

(凡属质量问题请与本社发行部联系退换)

作者简介

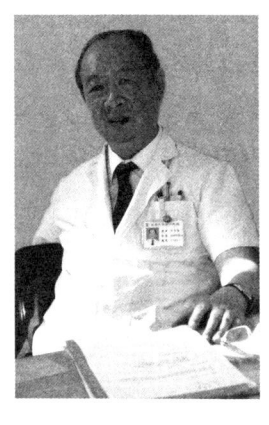

朱学骏，北京大学第一医院终身教授。皮肤性病科主任医师、博士生导师。

曾任皮肤性病科主任，北京大学皮肤性病学系主任；中国皮肤科医师协会会长，中华医学会皮肤性病学会副主任委员，国家药典委员会委员。美国及德国皮肤科协会国际名誉会员。1992年起享受政府特殊津贴，1994年获卫生系统有突出贡献的中青年专家称号。2007年获中国医师奖。

从医40余年，临床经验丰富，在免疫学及病理学有深厚造诣，擅长解决疑难重症及治疗大疱性皮肤病。发表论文400余篇，主编专著十余部，曾荣获多项国家级、部委级及北京市科研成果奖。

重视教书育人，言传身教。2006年荣获教育部及国务院学位委员会"全国优秀博士学位论文指导教师"，2007年度荣获北京大学医学部"桃李奖"。荣获2013年北京大学"国华杰出学者奖"。

序

1. 您个人使用微博的初衷是什么?

2011年11月,我从中国医师协会皮肤科分会会长职位上卸任后,决心继续服务于我所钟爱的皮肤科学事业,致力于年轻皮肤科医生的培养,致力于皮肤保健及皮肤病防治知识的科普教育,在这样一个背景下,我在新浪微博开通了个人微博。

2. 您在使用微博中如何同患者及同行互动?

微博为普及皮肤保健及皮肤病防治知识提供了一个很好的平台。这是基于皮肤科学的特殊性:

(1) 皮肤病多发、常见,绝大多数并不危及生命;很多治疗皮肤病的外用药物属于非处方药(OTC),在药房购买无需医生处方。如果为大众普及一些科普知识,就可免去医院之劳。

(2) 皮肤病以形态学为主,通过清晰的照片,有经验的医生就可以做出临床诊断。我主持科室临床病理讨论(CPC)已有30余年,方法就是将患者照片放在屏幕上,学生根据皮肤的基本损害进行疾病诊断。在回答微博患者咨询时,我都会要求对方上传清晰的疾病照片。因此,微博对于皮肤病的咨询是有其独特优势的。

但微博不能代替面对面的诊病,因此,在回答患者咨询时,我总会加一句:"咨询意见,供参考"。需要强调的是,最终诊断还需要医生的面诊。

微博开通以后,很受欢迎,每天都能收到许多问题。短短一年多,粉丝已经超过 16 万。

3. 您认为微博对工作有何影响或帮助?

开通微博主要是回报社会。我个人从医四十余年,积累了很多知识,虽已年迈,但仍希望将自己的知识奉献给曾经帮助我成长的皮肤病患者,尽一份社会责任。我现在既在医院中处理疑难杂症,又在微博上"接地气",了解普通大众的日常皮肤问题。在微博上还有一些皮肤科同行与我交流,就一些皮肤病问题进行探讨。使我可以了解基层皮肤科医生对疾病的处理方式,从而为我今后对培训基层医生提供了素材。

我认为在微博上传授的不应仅仅是医学知识,更有医德在其中。不但学会治病,更要学会做人,做一个作风正、技术精的好医生。对于网上的不正之风我会加以制止,对借本人微博作不实宣传的会加以澄清,明正视听,使大众不被误导。

4. 您如何看待微博这种开放性网络交流平台?

微博为普及皮肤保健及皮肤病防治知识提供了一个很好的平台。患者可以咨询皮肤疾病,医生可以进行科普宣教。一年来,我坚持每晚用 1~2 个小时在网上回复网友提出的问题。最近,我已经将网友们提出的常见皮肤问题以问答形式加以整理,编写成《皮肤病百问》。不久将由北京大学医学出版社出版发行。

以上采访记录发表于 2013 年 3 月的皮肤科时讯。就作为本书的序吧!

朱学骏
北京大学第一医院
皮肤性病科教授
2013 年 9 月

目 录

开场白 ··· 1
第一部分　皮炎湿疹类非感染性皮肤病 ············· 5
何为湿疹？皮炎与湿疹有何区别？ ················ 6
湿疹的原因 ··· 7
各部位的湿疹 ······································ 12
湿疹治疗的一般原则 ······························ 19
治疗湿疹的非激素药膏 ··························· 20
关于激素 ·· 21
如何作湿敷 ··· 23
手脚湿疹的治疗 ···································· 24
妊娠期及哺乳期湿疹的治疗 ······················ 25
特应性皮炎及婴儿湿疹 ··························· 26
婴儿湿疹、尿布疹 ································· 29
患了湿疹能吃海鲜吗？如何忌口？ ·············· 30
过敏原测试 ··· 32
面部脂溢性皮炎 ···································· 33
头皮屑多、痒 ······································ 35
手掌脱皮、汗疱疹及汗疱疹样湿疹 ·············· 36
日光性皮炎 ··· 38
药物性皮炎（药疹） ······························ 40
神经性皮炎、结节痒疹、痒疹及皮肤淀粉样变 ····· 45

荨麻疹 ·· 49
形形色色的慢性荨麻疹 ······················ 50
慢性荨麻疹的治疗 ····························· 51
荨麻疹与湿疹有什么区别？ ··············· 53
急性荨麻疹 ·· 54
饮酒过敏 ··· 56
妊娠期荨麻疹的用药 ·························· 57
银屑病（俗称牛皮癣） ······················ 58
银屑病有传染性吗？ ·························· 59
银屑病的治疗 ···································· 60
不要命的病，不应使用可能威胁生命安全
　的药来治疗 ···································· 64
银屑病患者需要忌口吗？ ··················· 65
谨防虚假广告！ ································· 65
掌跖脓疱病 ·· 66
玫瑰糠疹 ··· 67
烟酸缺乏症 ·· 68

第二部分　感染性皮肤病 ·············· 69

手足癣、体股癣 ································· 70
手足癣与手足湿疹如何区别 ··············· 72
甲癣 ··· 73
花斑癣（汗斑） ································· 74
融合性网状乳头瘤病 ·························· 75
念珠菌性龟头包皮炎（男），念珠菌性外阴
　阴道炎（女） ································· 75

带状疱疹 ································· 76
带状疱疹相关的疼痛 ······················· 78
水痘 ····································· 80
单纯疱疹及复发性生殖器疱疹 ··············· 81
幼儿急疹 ································· 82
风疹 ····································· 83
病毒疣 ··································· 83
扁平疣 ··································· 84
寻常疣 ··································· 85
跖疣 ····································· 86
尖锐湿疣 ································· 87
丝状疣 ··································· 89
传染性软疣 ······························· 89
丹毒 ····································· 90
毛囊炎、疖肿 ····························· 91
脓疱病（黄水疮） ························· 92
虫咬皮炎 ································· 93
疥疮 ····································· 96
阴虱病 ··································· 97
隐翅虫皮炎 ······························· 98
毛虫皮炎 ································· 99
蜱叮咬 ··································· 100

第三部分 痤疮、毛发病、腋臭、甲病及鸡眼等 ································· 101

为什么青春期爱长痘痘？ ··················· 103

- 出油多、毛孔大怎么办？ …… 106
- 中年女性痤疮 …… 108
- 令人烦恼的痘印和痘坑！ …… 109
- 痤疮的治疗 …… 110
- 新生儿痤疮 …… 114
- 酒渣鼻（玫瑰痤疮）与面部红血丝 …… 115
- 敏感性皮肤 …… 117
- 洗脸及洗澡 …… 119
- 皮肤护理 …… 121
- 医学护肤品或药妆 …… 123
- 鱼鳞病 …… 127
- 手足皲裂 …… 128
- 皮肤瘙痒 …… 130
- 脱发 …… 133
- 斑秃、全秃及普秃 …… 134
- 男性型脱发（雄激素性秃发） …… 135
- 毛发苔藓 …… 137
- 腋臭 …… 138
- 手足多汗 …… 140
- 痱子 …… 141
- 包皮过长与包茎等 …… 142
- 异位皮脂腺 …… 143
- 甲银屑病、甲白点、绿甲 …… 143
- 嵌甲 …… 145

鸡眼与胼胝 ·················· 145
冻疮 ······················ 146
褥疮 ······················ 148

第四部分　色素性皮肤病等 ······ 149

基础知识 ···················· 150
色素痣 ····················· 150
蓝痣及蒙古斑 ················ 153
纵行黑甲 ··················· 153
甲下出血 ··················· 154
晕痣 ······················ 155
浅表色素毛痣 ················ 155
眼褐青色斑（太田痣） ·········· 156
获得性颧部褐青色斑 ············ 156
黄褐斑 ····················· 157
雀斑 ······················ 158
激光去斑 ··················· 158
黑棘皮病及皮肤发黑 ············ 159
黑变病 ····················· 160
炎症后色素沉着 ··············· 160
文身 ······················ 161
压力性紫癜 ·················· 161
过敏性紫癜 ·················· 162
结节性红斑与硬红斑 ············ 163
太阳灼伤（日晒伤） ············ 164
火激红斑 ··················· 165

紫癜样皮炎 ………………………………… 165
白癜风 …………………………………… 166
色素减退斑 ……………………………… 168
外阴白斑 ………………………………… 169
红斑狼疮 ………………………………… 169
皮肌炎 …………………………………… 170
硬皮病 …………………………………… 172
天疱疮 …………………………………… 172
大疱性类天疱疮 ………………………… 174

第五部分 皮肤肿瘤及老年性皮肤改变 ……… 175
汗管瘤与粟丘疹 ………………………… 176
皮肤纤维瘤 ……………………………… 176
脂溢性角化症 …………………………… 177
表皮样囊肿 ……………………………… 178
多发性脂囊瘤 …………………………… 179
脂肪瘤 …………………………………… 179
皮脂腺痣 ………………………………… 180
睑黄疣 …………………………………… 180
血管瘤 …………………………………… 181
妊娠纹或萎缩纹 ………………………… 183
瘢痕疙瘩与肥厚性瘢痕 ………………… 183
老年性皮肤改变 ………………………… 185
老年性皮肤瘙痒症 ……………………… 187
冬季瘙痒症 ……………………………… 187
常见的皮肤恶性肿瘤 …………………… 188

开场白

皮肤是人的忠诚卫士,它默默地守卫着人体的边界,而不求索取!我们往往对心、肝、肾十分关注,而对皮肤的健康关注不够!关爱皮肤,是一个皮肤科医师的呼吁!病从口入,人人皆知。须知,边界守不住,同样会得病的!而且不只是皮肤病!

皮肤位于人体的最外层,是机体与外界环境间的天然屏障!能在变化不定的外环境中保持机体内环境的相对稳定,皮肤的作用是至关重要的。没有皮肤,人是无法生存的。没有完整健康的皮肤,生活质量也将大打折扣。

我们都知道环保中"保持原生态"的重要性。人的皮肤中富含神经、皮脂腺、汗腺等,要使皮肤保持润泽、细滑,生态环境会处于十分细致的调控之中。天天用碱性肥皂或洗面奶洗,并涂以各种化妆品、色素、香料,这与我们在自然景观中破坏原生态,代之以人为景观,本质相同。凡事要适度,超过了度,就会事与愿违!

* * *

每次出门诊,看到患者急切的心情与期待的眼光,作为医生的责任感就油然而生!皮肤病十分常见、多发，大多是些"小毛小病"，而且不少外用药均为非处方药，在药店无需处方，就可以买到。微博作为一个公共平台，我是本着普及皮肤病的防治知识，尝试着开了微博，并尽可能提供咨询意见的。

开微博以来，受到网友们的厚爱与信任，每天都收到不少问题。我已将常见问题整理成文，放在北京大学第一医院（北大医院）网站。希望有问题者，请先上 http://www.bddyyy.com.cn，进入重点科室"皮肤科"，点击"科普知识"，多数问题是可以找到解答的。如还有问题，再提出来。

开微博后收到的问题越来越多！对非专业的描述、照片，多数情况下既无性别，也无年龄，要据此作出诊断对我是前所未有的挑战，有时几乎是不可能！我尽量作答，希望借此普及皮肤保健及皮肤病防治的有关知识。同时，我要再次重申，微博上只是咨询意见，最终诊断及治疗方案，还是要依靠所在地的专业医生！

由于医学的复杂性，医生的诊疗在于如何把握患者情况，施行个体化的治疗！但微博有字数限制，片言只语，几张照片，是不可能对患者情况有一个全面了解的，尤其是复杂疾病。微博只能就一些共性的问题，作一解答！提供咨询意见。

* * * *

我不主张身体一有问题，不管大小就用药物！须知机体本身是有很强自我修复能力的！我这辈子很少吃药。虽然工作在医院，但很少看病，有些小毛病往往挺几天，就自然好转了！再则，让机体自然修复，还锻炼了自身的免疫功能，增强了机体的抗病能力！

我的养生之道是"乐观、豁达的心态，规律、健康的生活，丰富、平衡的饮食及适度、经常的运动"。当然作为皮肤科医生，知道如何科学地作好皮肤的护理。

久病成良医。我认为对某些慢性病如湿疹、荨麻疹，治疗最好的助手应该是自己，只有本人才最了解自己，才最有可能找出病因，并避免之。不要过度依赖药物及化验，也不主张大把大把的服药。古人云："三分靠药，七分靠养"，就有这份含义。人体有很强的自身修复能力，要注意保护、调动，而不是去压制这种能力！

* * * *

☞ 皮肤基础知识

皮肤从外向内分表皮、真皮及皮下组织。还有四个附属器：毛囊、皮脂腺、汗腺〔含小汗腺（学名外泌腺）及大汗腺（学名顶泌腺）〕甲。皮脂腺及大汗腺开口于毛囊，小汗腺直接开口于表皮。表皮位于皮肤最外层，是人体中代谢最为活跃的部分，表皮中并无血管，营养靠真皮血管供应。

☞ 皮肤基础知识

表皮位于皮肤最外层，从外至内为角质层、颗粒层、棘细胞层及基底细胞层。基底层不断长出新细胞，向上更新；角质层则是由一二十层死亡细胞交叉重叠的；表皮约一个半月更新一次，如果更新太快，表皮来不及完成角化（角化不全），如银屑病表皮更新仅8～10天，就出现皮屑；若角化不全发生在指甲，就成白点。

☞ 皮肤基础知识

皮肤是人体最大的器官，重量约占体重16%，面积成年人为1.5～2平方米。皮肤厚度从0.5毫米～4毫米（指表皮及真皮，不包括皮下组织）不等，眼睑、外阴及乳房处的皮肤最薄，手掌、足跖最厚。皮肤被覆在全身体表，就像万里长城一样时刻在守护着并抵御着外界各种物理、化学、机械、生物的刺激和侵扰。

☞ 皮肤基础知识

皮肤作为身体第一道防线，除担负着重要防御功能外，还起着体温调节作用。皮肤使机体保持恒温。自然界气温变化很大，冬季冰天雪地，夏天烈日炎炎，但人核心体温恒定，接近37℃。靠的是皮肤对体温调节：一是出汗，每天出汗约600毫升。炎热夏天，可大汗淋漓，汗挥发带走体表热量；二是血管舒缩，冬季外周血管收缩，手"冻得发紫"；热时血管扩张，使体表能更多散热。

没有皮肤，人无法在变化不定的外界环境中保持核心体温的恒定，因此，是无法生存的。人体表温度可随外界气温而有变化，一般，测体温是将体温计放在腋部，但最好是放入口腔舌下（口表）或肛门内（肛表）。

第一部分

皮炎湿疹类非感染性皮肤病

何为湿疹？皮炎与湿疹有何区别？

湿疹是机体对内外各类刺激的一种过敏反应。病程慢性，常反复发作。急性期皮疹红，有丘疹、水疱，常有渗出、流水；慢性期皮疹革化肥厚，瘙痒明显。湿疹可发生在任何年龄。皮疹可以局限，也可以泛发。

湿疹与皮炎是可以通用的。湿疹，顾名思义容易流水，是"湿"的。到了慢性期皮损增厚，瘙痒，常称为皮炎。

问：本人36岁，患湿疹；宝宝6岁，也患湿疹。春节期间本人和宝宝被湿疹折磨，全身都痒，直到抓出血为止。用了许多外用药，也没能根治，特向您求助！

答：湿疹是个比较麻烦的过敏性皮肤病！困难在于病因不好找，最常见的原因是食物及环境因素，加上自身的过敏体质！湿疹与环境中湿度的关系并不大！而是与环境中的过敏因素或人的过敏性体质有关！有遗传倾向的湿疹称为"特应性皮炎"，你本人有湿疹，孩子也有湿疹，而且皮疹广泛，很可能是特应性皮炎，请参阅"特应性皮炎"的内容。

湿疹的原因

问：每年四月犯湿疹，怎么治啊？

答：每年四月犯，有明显的季节性，是否与花粉有关，或某种时令食物有关。春天发作，若又在日晒的部位，应注意光敏性皮炎。有不少食物是可以致光敏感的，如香椿、茴香、泥螺等，只有找到原因，并且注意避免，才能不再发作！

问：为什么我每年秋季皮肤都会过敏，什么原因呢？

答：有几种可能：

1. 秋天空气干燥，尤其在北方，雨水很少，若洗澡太过频繁，搓得太用劲，使皮肤的屏障受到损伤，洗澡后又不及时外搽护肤品，外界的过敏性物质就容易通过皮肤进入体内，造成过敏。

2. 秋天的鲜花很多，吸入花粉可过敏。

3. 季节性的蔬菜或食品……应认真寻找过敏原，注意避免！

问：我妈妈48岁。30几岁开始患湿疹，而且一年比一年严重，特别是今年一点儿治疗效果也没有。有没有好的治疗办法？

答：湿疹的原因复杂，有内因，有外因。首先要努力寻找原因，从生活环境、工作环境、个人嗜好中找。有可能你母亲对环境中的某个因素过敏，这个因素可能就在她身边，如家中尘螨、吃的食物、用的洗涤剂、染发剂等。有的可以避免，有的可能无法避免。这可导致皮疹反复发作。作皮肤斑贴试验或取血查特异性 IgE（食物组及吸入组）可提供线索！总之，最主要的是寻找原因，并加以避免！只有找到原因，并能避免，才可能不复发或减少复发。

问：我母亲身上总是痒，先是腿，后是胳膊，现在遍及全身。家里装修不久就去住，不会是甲醛中毒吧？

答：不是对甲醛中毒，而是对装修时所用的材料如甲醛、环氧树脂、油漆、涂料等过敏。建议让装修房多透气、通风。最好在装修后过一段时间后再去住。目前需按过敏性皮炎治疗。

问：我经常喝酒、泡澡，现在导致皮肤瘙痒，晚上痒的难以入睡，抓破了有黄水，请问，如何缓解这种痛苦，谢谢。

答：洗澡过于频繁，洗去了皮肤表面天然的保护层！用专业术语讲"破坏了皮肤的屏障"！若使用了碱性肥皂、搓背或用毛巾使劲搓揉，会加剧对皮肤屏障的破坏！后果就是皮肤变得很干燥，瘙痒。因此，首先应使皮肤保持润泽！若有条件，最好是泡澡后外涂润肤剂。痒时尽量不要抓可用手轻轻拍打患处。一旦开抓，往往是越抓痒的范围越广，最后抓破了皮肤，疼了才会住手！可外用止痒的药膏或药水。睡前服片止痒药，如氯苯那敏（扑尔敏）、苯海拉明会有帮助！

问：我新买了一种化妆品，用后面部皮肤发红、肿、痒，怎么办？

答：这是过敏了，称为接触过敏性皮炎！应停止使用，并且立即清洗！以清水作湿敷，可外用尤卓尔软膏。如果红肿严重，应去医院，可考虑短期内服激素！今后用此类化妆品千万要小心！可去药房买不含香料的护肤品！

问：带皮质表带的手表会不会引发湿疹？我个人的经历差不多是这样，佩戴一天手表之后，到家就会摘掉，但晚上就起疹子了。换另一只手腕带，也是这样。难道我是对表带过敏吗？

答：表带过敏是有的。一是对皮革过敏，二是对皮革上染料过敏。也有对表本身过敏的，因为金属表带及手表壳含镍。镍是一个致敏物，许多合金中有。有人对不是纯金的首饰、牛仔裤的扣子过敏，可在颈部、脐周出皮疹，皆是镍过敏造成的。因为接触某物过敏专业上称为变态反应性接触性皮炎。治疗首先是不再接触。

问：我有胶布过敏症，贴胶布处会红一片，起疹，痒。有时候光脚穿某些皮鞋也会过敏。症状是起红色的小粒粒，非常痒。

答：对胶布过敏，意味着对橡胶制品均有过敏的可能，不少鞋是橡胶制品，产生过敏并不意外。如果穿上就痒，应立即停穿！最安全是穿布鞋！

问：我母亲，49岁。前些日子小腿长了几块牛皮癣，用曲安奈德新霉素贴膏后，出一些小红点，痒。这两个星期红点面积迅速扩大，奇痒无比，伴有肿胀。

答：很可能是对肤疾宁贴膏过敏。肤疾宁贴膏是橡皮膏，对橡皮膏过敏时在贴的部位明显发红，出疹、痒，称为接触过敏性皮炎。另外，新霉素也可以引起过敏！建议以冷毛巾湿敷患处！外用皮炎平或艾洛松膏。口服扑尔敏。必要时，可注射一支德宝松（请当地医生决定，是否需要注射）。

问：我手腕扭伤贴膏药后过敏了，几天也没见好，现在肿，很痒，请问使用什么药物可以消退？

答：对贴的膏药过敏，引起接触过敏性皮炎。用冷毛巾作湿敷，外用炉甘石洗剂或皮炎平膏。若红肿、痒明显，可服泼尼松（5毫克/片）。第一天服4片，第二天3片，第三天2片，第四天1片。此药需专业医生处方。贴膏药过敏，一是对膏药中所含药物过敏，二是对橡皮膏本身过敏。今后应予注意，以免再犯。

问1：我19岁，肚脐处因为腰带的铁扣引起过敏，出疹子，流水，溃烂，我用卤米松乳膏擦了就见效，一停就复发，还有什么办法吗？

问2：从高中开始，就对金属过敏，到医院治疗后好了。可是最近戴了一次耳环后又犯了，我20岁了，还能治好吗？

答1：对金属过敏，大多是镍所致。含镍的金属很多，不锈钢的杯子、炒菜锅、非24K的金属饰品、金属眼镜架、牛仔裤上的扣子、胸衣的金属扣子中均含有镍。对镍过敏者对上述物质均应避免，不仅应避免接触，还应避免摄入，否则会引起全身出疹。有的湿疹患者久治不愈可源于此！

答2：春天，穿牛仔裤的人多了。有人穿牛仔裤后脐周发生皮炎，而且久治不愈，原因在于对牛仔裤金属扣子中含的镍过敏！对接触金属饰品过敏者，若家中用不锈钢炒菜锅炒菜，喝水用不锈钢杯子，由于摄入了微量的镍，所以湿疹总也好不了，这些都是对镍过敏者应该注意的！

问：男，34岁。面部皮肤长期出疹，痒，现在增厚，粗糙。经查为过敏性体质，对螨尤甚，血液检查IgE达2000以上。

答：若是对螨虫过敏，这是一个很棘手的事！因为螨虫几乎无处不在，包括被褥，枕头内。最近看到商场内有专为螨过敏者使用的，包在被子、褥子或枕头外，可以预防螨虫出来的特制套子。若对螨高度过敏，不妨一试！

问：去某医院开了两瓶外用药，搽了不到两天，就全肿起来了，还流水，很痒。是过敏吗？该怎么办呢？

答：是过敏了，称为接触过敏性皮炎。立即洗去致敏的外用药物！以冷毛巾持续湿敷患处。外用40％氧化锌油，炉甘石洗剂。可肌注一支地塞米松（5毫克）。次日口服泼尼松6片，以后每日按4片、4片、3片、2片、1片递减。六天共服药20片泼尼松（需在专科医生指导下使用）。

各部位的湿疹

问：面部湿疹，应使用什么药物治疗？

答：面部湿疹，轻的用医学护肤品。严重些的，常用激素药膏，适于面部使用的有丁酸氢化可的松（尤卓尔）软膏、地奈德软膏，一般应用两周。可间断使用。基本好了后，短期内每周仍应用两次，以巩固疗效。同时注意护肤。不要过度清洗！不用有刺激性的化妆品及外用药物！

问：我每年春季眼周围就发红，脱皮，痒！是什么原因导致的？

答：眼皮是人体皮肤最薄的部位之一。春季出皮疹，痒，有可能是花粉或对环境因素过敏。用手挠，会将手上的物质带到眼皮，造成过敏！建议白天眼皮上涂些氧化锌软膏或凡士林，作为一个保护层，晚上洗去。若仍明显瘙痒，睡前可外用尤卓尔软膏，连续应用不超过一周。

问：27岁，女，手背经常出现红疹，特别痒，用肥皂后加重，外用激素药膏会减轻，但是总犯。请问这是什么原因，有没有办法治疗？

答：手湿疹应注意有否在接触洗涤剂、染发剂、甚至某种蔬菜后会加重。若找不到原因，就可能反复。因为可能还在接触过敏物！同时注意护肤，皮肤上没有裂口，过敏物就不易进入！干活时戴手套！

睡前外用曲安奈德（去炎松）药膏或艾洛松膏，外包保鲜膜。白天用氧化锌膏或黑豆馏油膏。

手湿疹尤其多见于中年妇女，又称"家庭主妇手"，与经常接触洗涤剂、肥皂粉、水有关。有的与职业有关。平时应注意手部皮肤护理，常备一支护手膏如凡士林，接触碱性物时戴上防护手套。

问：外科医生罹患手部湿疹，局部皮肤也很干燥，请问用哪个品牌手霜更好些？

答：医务人员，特别是外科医生患手湿疹，首先要找原因：是刷手过勤导致皮肤屏障破坏，皮肤太干而继发湿疹，还是对消毒液过敏？还是对乳胶手套过敏？对于护士，还需考虑对药物，特别是注射性药物过敏的可能。就护手霜而言，只要用后舒适就行，冬季用油性大些的油膏为宜，夏季则以乳剂为宜。

问：我爸手的皮肤有问题多年了！干、裂、痒，严重时还会流水，而且总是反复！看着真难受，有法治吗？

答：这是皲裂性湿疹！治疗比较困难。目前手的皮肤太干,有裂口,首先要使皮肤润泽。每晚以温水泡手10~20分钟,之后外用卤米松(澳能)药膏,然后,用涂复方乳酸软膏(干彼美)或尿素软膏以保鲜膜将手包起来!生活中尽量少接触碱性的肥皂、洗衣粉或洗涤剂等,白天外用鱼石脂软膏或黑豆馏油膏。平时注意护肤!

问:本人女,一年前乳头湿疹,用药有效,但总有反复,应该如何治疗和护理?

答:乳头湿疹外用药即可,可晚上用艾洛松膏,白天用氧化锌膏。内衣用棉织的。若是成人,单侧性乳头湿疹,长期不愈,需要注意。检查一下乳房内是否有肿块,乳头是否有溢液,必要时需取小块皮肤做病理检查,以除外乳房湿疹样癌!

问:由静脉曲张引起的湿疹该怎么治啊?症状是又痒又痛,皮肤呈黑褐色,有好几年了,希望您能给个好的治疗建议!

答:静脉曲张性湿疹首先要控制住静脉曲张,轻症者可以穿专为静脉曲张者设计的弹力袜,药房有售!休息时应注意抬高患肢,用个脚凳。不要持重物。重者需要作手术治疗!湿疹处可外用派瑞松软膏、复方曲安奈德软膏。可服活血的中药,如血府逐瘀液。应注意预防感染,避免外伤。

问:对钱币状湿疹的治疗能否给予意见?我已患病近十年了。

答:钱币状湿疹的皮损常易合并细菌感染,所以应注意皮肤清洁。外用药中最好同时含有抗菌成分。如复方曲安奈德软膏、曲安奈德咪康唑软膏等。如果流水时，可酌情服用抗生素。皮损治好后，仍应每周用药2～3次，以巩固疗效！注意避免各种诱发因素，如辛辣食品等。

问：我老公腿上长一片皮疹有好几年了，有时痒，抓了更痒，另一条腿也有，不知道是什么，可以用什么药？

答：慢性皮炎。皮肤病忌抓，往往越抓越痒，最后皮开肉绽痛了才停手。后果是皮肤越来越厚，成为慢性肥厚性皮炎（或湿疹）。我主张拍打患处，或以梅花针（或七星针）击打患处，产生轻度疼感而止痒。同时用止痒药，含樟脑、薄荷的外用药如无极膏、曼秀雷敦复方薄荷脑软膏均有止痒作用。也可用激素药膏，如复方地塞米松软膏（皮炎平）、糠酸莫米松软膏（艾洛松）等。主观上要努力克制搔抓的欲望。睡前可口服止痒药，如氯苯那敏（扑尔敏）。

问：28岁，女。患外阴湿疹，非常非常刺痒，抓后会肿，抓破后会流水。晚上难以入睡，很痛苦……望能告诉我用什么药有效。

答：请去妇科查一下是否有念珠菌性阴道炎！建议以茵陈10克、苦参20克，煮水后洗。之后外用曲安奈德益康唑软膏（派瑞松）或复方薄荷脑软膏。睡前服用一片多塞平或赛庚定。白天可外用黑豆馏油膏或丁香罗勒膏。

问：我正在哺乳期，外阴痒快半年了，上个月去妇科检查也未发现异常，这一个月抓破很严重，自己觉得像外阴白斑。

答：建议去医院妇科查一下是否有滴虫或白色念珠菌感染。若有滴虫，可内服甲硝唑或替硝唑，若为念珠菌感染，可用达克宁栓。若二者都没有，单纯的外阴瘙痒，可试用茵陈10克，苦参20克煮水后洗患处，然后外涂复方曲安德奈膏或曲米新膏。

问：男50岁。阴囊皮肤增厚，有皱褶，痒得实在难受。用过药，但没根治，不时复发。有好办法吗？

答：阴囊湿疹。可外用黑豆馏油膏、丁香罗勒膏，也可用含激素的药膏如曲米新膏。好了后每周用二至三次，巩固疗效。口服维生素B_2片。尽量不抓。睡前可服一片扑尔敏或多塞平。可口服多种维生素。勿饮酒。

若年龄在50岁以上，阴囊有持续的小片湿疹样改变，则一定要去医院检查。在老年人中有一种叫"湿疹样癌"的病，容易忽视！

问：27岁，女。肛周瘙痒已有3年，每次瘙痒的时间不固定。也没有发现对什么食物过敏。现在肛周附近皮肤增厚，请问如何治疗？

答：首先化验一下大便，是否有肠道寄生虫！其次勿食用辛辣食品，保持大便通畅！手纸应细软！每晚可用茵陈10克、苦参20克水煮后洗患处。之后外用复方曲安奈德软膏或派瑞松软膏，白天外用黑豆馏油软膏或丁香罗勒膏。睡前可服一片多塞平。

问：我父亲 64 岁，患皮肤病 6 年，周身红斑、很痒。在当地医院诊为慢性湿疹，用了不少中西药物，没有好转。现吃地塞米松缓解症状，地塞米松能长期吃吗？有其他什么好的治疗方法？

答：老年湿疹顽固，治疗困难。地塞米松是激素，对湿疹这样良性疾病，不宜长期（数月）或大量（4 片以上）服用！因为激素可诱发糖尿病、骨质疏松、高血压等不良反应。治疗上，首先要注意皮肤保湿，尽量不要搔抓。服用止痒药如扑尔敏、赛庚定等（服药后会犯困）。用外用止痒药，如协和止痒乳。瘙痒严重处可外用激素药膏。

老年湿疹常始于皮肤干燥及不停搔抓。皮肤干一是老年性皮肤改变，二是洗澡不当，或长时间不洗或洗澡过勤并搓擦过度。老年人若条件许可，以泡澡或盆浴更宜，用偏酸性沐浴液，洗完后外搽润体乳，尤其是外露部位，使皮肤保持润泽。当然，全身健康状况也是很重要的。

问：我 56 岁，女。最近腿部异常瘙痒，夜间尤甚。瘙痒皮肤表面无异常，抓挠后留下血印和斑点。去医院说是干性湿疹。请问这是为什么？该怎样治疗？

答：皮肤干可以引起瘙痒。北方冬季空气湿度低，室内很暖和，容易发生皮肤干燥。特别是老年人，洗澡后若不用润肤乳，就容易发生皮肤瘙痒。如果搔抓剧烈，可演变成湿疹。治疗关键是皮肤保湿，可外用维生素E尿素乳膏或其他润肤乳。若痒的厉害，有湿疹改变，可外用皮炎平、艾洛松膏等。

问：5岁男童。双手背、膝盖上均是小红疹子，很痒。就医无果，期待您的回复。

答：5岁男孩正是好动的时候，喜欢趴着玩沙土，造成接触部位的皮炎，称为泥土皮炎。不知你的孩子是否玩沙土？首先不要玩了，玩后将手好好清洗，洗去褶皱部位的泥沙，其次外用护手霜，注意保护皮肤。如果有皮疹、痒，可外用皮炎平软膏或地奈德软膏或尤卓尔软膏（晚）及氧化锌软膏（白天）。

问：女，26岁。口唇脱皮、痒已经好几年了，有时还会肿起，很苦恼，该怎么办呢？

答：唇炎。唇及口周脱皮，痒。首先是不要吃辛辣、醋及有刺激性的食物。应认真寻找过敏因素，是否涂口红？个别人对唇膏过敏，表现为反复脱皮，痒。还有的对芒果过敏，吃芒果后会出现口唇肿胀！即便牙膏也可引起过敏！建议自制嘴唇般宽的油纱条（纱布浸在凡士林中），每晚在内侧面涂上艾洛松软膏贴在嘴唇上，1～2周看效果如何（好了后就用凡士林纱条即可，不要长期用艾洛松）。白天涂白色唇膏，维生素E乳膏或10%尿素软膏。戴口罩，勿舔舌。建议口服多种维生素，尤其是维生素B_2及维生素B_6。

（油纱条制作方法：去药店买绷带，剪成1公分宽的条,与凡士林一起放在饭盒内,加热蒸一下。待凡士林浸入到纱布中,就成油纱条了!)

湿疹治疗的一般原则

问:**湿疹怎么治?**

答:首先是找病因,特别是过敏原!凡事总是事出有因,有因才有果,湿疹也不例外。治疗的困难在于原因不好找,湿疹是机体对内外各类刺激的一种过敏反应。内外因素成千上万,找出原因犹如大海捞针,虽有不少检测手段,但查的种类只是沧海一粟!所以,对顽固湿疹者的办法之一是记日记,详细记录下每次发作前吃的、接触的,从中分析并找出可能的原因!

俗话说,久病成良医。我认为对某些慢性病如湿疹、荨麻疹,治疗最好的助手应该是自己,只有本人才最了解自己,才最有可能找出病因,并避免之。不要过度依赖药物及化验,也不主张大把大把地服药,古人云:"三分靠药,七分靠养",就有这个含义。人体有很强的自身修复能力,要注意保护、调动,而不要去压制这种能力!

治疗原则是抗过敏、止痒、消炎!或清热除湿解毒!既有内服药,也有外用药。具体用药需视病情,因人而异。

首先要做好皮肤护理，重点是皮肤保湿，要使皮肤润泽。洗澡以泡澡更宜，洗完即外搽润体乳，尤其是四肢及面部！告诉患者尽量不用手抓！宁可用手拍打皮肤，使其疼痛，也不要抓。在日常生活中，我常告诫患者八个字：粗茶淡饭，清心寡欲！

口服止痒药，主要是老一代的抗组胺药，如扑尔敏、苯海拉明、去氯羟嗪、赛庚定、羟嗪（安他乐）等。以扑尔敏及苯海拉明最为常用，服法为1天3次，每次1片。这类药都有嗜睡的副作用，因此，服药后不能开车！可口服清热凉血的中成药，如清开灵或双黄连口服液。有渗出的顽固病例可在医生指导下，点滴甘草酸单胺或美能等。对慢性病例可口服雷公藤多苷片。

外用药主要有两类，一类是皮质激素，如艾洛松软膏、皮炎平软膏等；另一类为黑豆馏油软膏、糠馏油软膏、鱼石脂软膏等，两组药交替外用。待皮疹消退后，可外用氧化锌软膏、维生素E霜等巩固疗效。

治疗湿疹的非激素药膏

问：有什么非激素药膏可以治湿疹呢？

答：湿疹的治疗，除激素外，还可以用：①焦油类药物，如黑豆馏油软膏、糠馏油软膏、鱼石脂软膏；②氧化锌软膏或糊膏；③护肤霜；④中药，如冰黄肤乐膏、黄连膏等；⑤色甘酸钠膏；⑥非类固醇抗炎药，如氟芬那酸丁酯软膏（布特膏）；⑦炉甘石洗剂；⑧其他。其中有些效果并不确切。

关于激素

问：哪种成分算激素呢？

答：皮肤科所说的激素一般是指糖皮质激素，内服药如泼尼松、泼尼松龙、地塞米松等；外用药如复方地塞米松软膏（皮炎平）、复方硝酸益康唑乳膏（派瑞松）、糠酸莫米松（艾洛松）软膏、曲安奈德软膏、复方酮康唑软膏（皮康王，含最强效激素丙酸氯倍他索）、卤米松（属最强效激素）中均含有激素，所以用药前一定要认真看一下说明书。若含有激素，就不应长期外用！

糖皮质激素，无论是外用还是内服，都是一个好药，自从20世纪50年代问世以来，成为治疗许多皮肤疾病不可缺少的外用药。激素是把双刃剑，既有很好的治疗作用，但长期使用也会造成严重的不良反应。关键是要正确应用。

对激素药膏的外用，有两种倾向，一是不敢用，害怕激素的不良反应；二是滥用，甚至将激素当成护肤品长期使用。在我国，外用激素有数十种，按作用强弱有最强、强、中、弱之分。应该针对不同皮肤病，不同部位选用不同的激素，合理使用。所有外用激素，连续外用不要超过两周，每周用量不超过100克。为避免激素不良反应，可与非激素外用药交替使用！强效及最强效的不宜用于儿童，也不宜用于面部及褶皱部位！有些自制的护肤品，一定要注意是否标明了成分，若不标明则应拒绝使用。因为一旦加入了激素，长期使用会造成后患，而且很难处理！

问：脸上可否用激素药膏？

答：可以用。面部可以用弱效至中效的激素，可连续外用两周。尤卓尔软膏及地奈德软膏属于弱至中效激素，适用于面部及儿童！有些药名很吸引人，如皮炎平、皮康王，但都含有激素，是不能或不宜外用于面部及褶皱部位的。

问：我的脸因为皮疹、痒，从十几岁开始用氟轻松，一直用到40多岁，几乎每天都抹。现在满脸通红，好多红血丝。怎样治疗？

答：氟轻松是中效激素药膏，是不能长期外用的。尤其是面部，长期外用可出现皮肤萎缩，毛细血管扩张（红血丝），口周皮炎，容易感染等不良反应。你目前状况是长期使用激素造成！不是药物过敏！建议去医院诊治，并设法短期内停用激素药膏。

问：我面部长期使用激素后，产生了激素依赖性皮炎。有什么办法改善一下呢？

答：激素依赖性皮炎发生的一个重要原因是长期不恰当的使用激素，使皮肤的正常屏障受到破坏。当务之急是及时修复它。请按敏感性皮肤处理，使用医学护肤品。详见敏感性皮肤内容及医学护肤品内容。

问：本人27岁。从初中开始胳膊肘及手背起皮疹，非常痒。以前用曲安奈德新霉素（肤疾宁）贴膏管用，现在不管用了，请问还可用什么？

答：改用其他激素药膏，如糠酸莫米松（艾洛松）、氟氢可的松（氟轻松）或丙酸倍他米松等。建议选2～3种药，交替使用，任何一种药长期外用，效果可能下降。

问：我24岁，脚崴伤后打了一支封闭针。结果过了几个月，脚踝那一小块就变成白色的了。这样的颜色持续有一年了。这是什么皮肤病？我总是很担心。

答：估计封闭针中含激素。很像是注射激素后造成的局部皮肤及皮下组织萎缩，这种萎缩很难恢复，可外用维生素E软膏或肝素软膏试试。

如何作湿敷

问：我患了急性皮炎，部位在大腿内侧。大夫开了硼酸粉，让我作湿敷，请问怎么做？

答：湿敷的正确方法是：以毛巾浸于硼酸液（2%～4%）中，提起，待不滴水后（或稍拧干）敷于患处，以冷或温湿敷为宜。每次持续20～30分钟，其间可将毛巾反复放入硼酸液中。湿敷对有红肿、渗出的急性炎症是很有效的辅助治疗手段。

手脚湿疹的治疗

问：本人45岁。双手皮疹6年，很痒。整个双手皮发厚，瘙痒，用了很多药都没好转，实在不知道怎么办了，这是什么病症？如何治疗？

答：手慢性湿疹。应认真找原因，接触什么过敏了？是否有职业因素？应避免接触刺激物如碱性皂、洗涤剂、染发剂、辣椒、洋葱等。先以"透骨草、生艾叶各6克，黄芩、地丁、马齿苋及甘草各5克"煮水后泡手，之后外用曲安奈德膏或艾洛松膏。若合并有手癣，则外用派瑞松软膏或复方曲安奈德软膏，用药后以保鲜膜包起来，白天将保鲜膜揭去，外用黑豆馏油膏或鱼石脂软膏。

问：我的手湿疹快2年了，一直治不好，已经不接触碱性东西也快一年半了，吃了很多药，中药泡手也试了，激素类的药一停又会反复，该怎么办呢？

答：手的角质层厚，药物不容易透入，治疗时用药的技巧及方法很重要。一般先用温水或中药泡手，用药后外包保鲜膜，促进药物吸收，提高疗效。这样，同样的药物，可能会起到事半功倍的效果。同时，手是劳动工具，接触各类物品，患了皮炎湿疹，应注意避免接触刺激物。

问：40岁，女。双腿膝盖后有两块湿疹，好几年了，抹上药膏就好了，但隔一段时间又起了，请问怎么治才能根除？

答：治疗不彻底，过早停药，这是造成皮肤病容易复发的一个常见问题。其实，用肉眼看似好了，但在显微镜下检查，病并没有好。正确的方法是外用药看似好了以后，还需用药。先隔天，然后每周用两次，巩固一个阶段后，再试着停药。

? 妊娠期及哺乳期湿疹的治疗

问：23岁，女。怀孕4个月，手上患了湿疹，很痒，还会出水，求教授支招！

答：妊娠女性患湿疹，可对症处理，外用止痒药如炉甘石洗剂，外用弱作用的激素药膏，常用的有尤卓尔及地奈德软膏。如果小面积外用，也可以选用艾洛松软膏，氟替卡松软膏等。

问：妊娠期患了皮炎湿疹，可否用外用药？

答：可以用，包括含有激素的药膏。药物经皮肤吸收量很小，只要不是大面积病变，局部应用是可以的。至于内服，妊娠头三个月正是从受精卵成为胚胎的关键时刻，因此应慎重。若病情需要，一定要在医生指导下服用。

问：身上起红疹，很痒。原本只在胸口，现在发展到背、腰、手及大腿。我怀孕不久，不敢随便用药膏。使用什么药物可缓解症状？

答：妊娠期皮疹，并不少见。建议对症处理，外用止痒药。妊娠期是可以外用药的，如炉甘石洗剂，小面积外用激素药膏也是可以的；内服药在妊娠的前三个月则要慎重。

问：哺乳期皮炎复发可以用药吗？自怀孕起就没敢用药，现在皮炎越来越严重，范围也越来越大了，该怎么办呢？

答：哺乳期是可以用药的。由于外用药很少经皮肤吸收，因此，只要是小面积外涂是可以的！内服药则要认真读一下说明书，因为药物可以存在于乳液中，需要考虑药物对婴儿的影响。

特应性皮炎及婴儿湿疹

问1：女性，29岁。小学时患皮炎，主要在肘窝、小腿窝。现在越来越多。近1年来,皮疹大面积出现,好像什么药都不管用,该怎么办呢?

问2:我儿子从出生半个月就犯湿疹,4~8个月时最严重。现在3周岁多,还不好。用药就见好,不用就反复,同一种药用时间长了也就不好使,都是激素药,也不敢一直用。有什么好办法能改善?

问3:宝宝5岁,2个月前身上渐渐起了红疹子,痒,IgE高于正常,抹过尤卓尔软膏,现在抹艾洛松,脸上抹他克莫司软膏,可是还间断起疹子,怎么办?孩子太小啊。

答:很可能是特应性皮炎。本病常在生后不久就犯病。病程慢性,有几个坎:2岁左右、上小学时、十一二岁发育时、十八九岁时。特应性皮炎在这四个坎时可自愈。婴儿时皮疹以面部为主,到儿童时皮疹以肘及膝弯为主,俗称"四弯风"。本病有一定遗传性,父母亲往往有一方为过敏体质或特应性体质。特应性包括了一组病:皮肤病如特应性皮炎、荨麻疹,过敏性鼻炎,过敏性哮喘。患者的皮肤较干。由于长期患病,脾气常急躁,性情不好;且容易对食物、青霉素、环境中花粉、尘螨等因素发生过敏。

治疗上比较费劲。可以短期外用尤卓尔软膏。口服西替利嗪(仙特敏)或氯雷他定(开瑞坦)糖浆。面部皮疹可用他克莫司(普特彼)或匹美莫司(爱宁达)软膏。身上的,在润肤前提下可外用激素药膏或黑豆馏油膏,应准备上几种交替使用。表面上好了后，仍应间断用药一段时间，每周用药2~3次，以巩固疗效。日常生活中，有几点建议：①穿棉质内衣；②家中不养宠物；③家中不用地毯；④家中不养花；⑤不要捂得太热；⑥不吃海鲜、坚果，如花生、开心果等；⑦痒时尽量避免剧烈搔抓；⑧洗澡后外搽护肤霜，保持皮肤润泽。

特应性皮炎患者的皮肤往往较干，抓后会出现很多抓痕。本来患者就是过敏体质，对外界物质如花粉、动物皮毛、尘螨等容易过敏。皮肤一破，这些过敏原更易进入体内，而使皮疹加重。因此，保护好皮肤屏障或保持皮肤的完整性十分重要！方法是经常外用护肤剂。

问：我在网上看到法国有雅漾、理肤泉、依泉等很多水疗中心，说对特应性皮炎有效，是否真的有效呢？

答：特应性皮炎患者一个特点是皮肤干燥，皮肤的屏障功能受到损害，使外界刺激物及过敏原容易通过皮肤进入人体，造成皮炎。水疗，及其后的全身外涂润肤剂可以有效地纠正皮肤干燥，恢复皮肤的屏障功能。可以说维护好皮肤屏障就抓住了治疗的根本。我国的温泉资源很丰富，可以更好地开发。在家中，可以买上个木盆，其内放上些调匀的燕麦粉（超市有售），这是土法水疗（盆浴），特应性皮炎的患者不妨一试。

问：他克莫司软膏药店有吗？外用有副作用吗？

答：他克莫司软膏是处方药，需要皮肤科医师开处方。本药外用的最初几天皮肤可能会有些灼热感，几天后会消失的。本药很安全。儿童使用0.03%浓度。成人则使用0.1%浓度。

问：**12岁，男孩，从小有哮喘。身上总长一片片密密的小红疹子，严重时候遍布全身，胳膊、腿及后背比较严重，会复发。好多年了，最近严重些，不知到底是什么病，能否根治？**

答：这是典型的特应性皮炎。它与过敏性哮喘、过敏性鼻炎是"三兄弟"，称为特应性进行曲。先犯特应性皮炎，大了后发生鼻炎及哮喘。患者往往对花粉、尘螨等过敏。由于很难避免，因此常反复发作。

婴儿湿疹、尿布疹

婴儿湿疹常常是发生在婴儿期的特应性皮炎。

问：**小孩4个月，脸上经常发湿疹，请问可用什么药？**

答：婴儿湿疹俗称奶癣，经常会反复，有时要到2岁才能完全好。地奈德及尤卓尔软膏是两种作用较弱、适于面部使用的激素药膏。用2周应该停2周，而且不宜长期使用。建议：①试黑豆馏油膏，与激素膏交替使；②皮疹用药好了后，再隔天或隔2天用药一段时间，以巩固疗效。

问：刚满月的宝宝脸上有湿疹，可以用曲咪新乳膏吗？

答：曲咪新中含曲安奈德、咪康唑及新霉素。成分太多，一则没有必要，二则会增加过敏的可能，可短期用于躯干及四肢皮损，不适于面部。对婴儿，比较合适的激素药膏是尤卓尔软膏或地奈德软膏。黑豆馏油膏不属于激素，可以与激素交替用。

问：我家宝宝得了尿布疹，脱皮，怎么办啊？请给建议。

答：建议先以2%的硼酸液清洗后，外搽强生公司的护臀霜，葛兰素公司的保英（苯西卤铵）软膏等。

    患了湿疹能吃海鲜吗？如何忌口？

关于忌口，有的说法有点过了。得了过敏性皮肤病，就不分青红皂白，一长串的忌口，葱、蒜、牛羊肉、鸡蛋、牛奶、海鲜、辛辣……都不让吃。我不主张什么"发物"都不吃。特别是小孩，正在长身体，需要充分的营养，什么都不让吃，怎么长身体呢？对于老年人，本来吃得就少，再一忌口，营养跟不上，更易得病。

我主张除非有明显遗传（如父母对某食品过敏），否则采取"吃一堑、长一智"的方法。对可能的"发物"，先小量吃一些，几天后没有反应，再吃另一种，这样逐个试。试验过程中注意：①在急性期不能试；②已知过敏的不试；③同时不能服抗过敏药（应停药数天）；④一个一个试，不要同时吃几种"发物"；⑤同时不饮酒。

问：25岁，吃海鲜后，面部过敏，片状红斑，有小水疱，瘙痒无比，是我的自身免疫力出问题了吗？怎样治疗呢？

答：吃海鲜就出疹，表明对海鲜过敏！需要忌海鲜一段时间，譬如一年。之后先小量吃几口，并逐渐增加量。过敏是一种特异的体质。

正如有的人对青霉素过敏，但身体很好。免疫系统在总体上并没有问题。

问：26岁，男性。吃虾或蟹过敏，全身起红点或者疙瘩，请问专家有何根治方法？

答：过敏了只有避免再吃。也许过1～2年后可以吃，但近期别吃。

过敏原测试

问：我做的过敏原（变应原）测试是打针和斑贴这两种，想请教您这样的测试方法准确率高吗？

答：两种测试方法测的过敏原是不同的，斑贴试验测接触性过敏原，而点刺试验（也有做皮内试验的）测的是食物性及吸入性过敏原。就准确度而言，前者准确度可以达到100%。后者阴性结果可以表明不过敏，但阳性结果的准确性很差，符合率不足50%，结果仅供参考。

问：过敏原检测的结果准吗？检查显示我对牛肉过敏，该怎么办？

答：过敏原检测的结果仅供参考。是否过敏还得通过日常生活中的体验来证实。若确对牛肉过敏，则在一个相当长的时间如数月、乃至数年内不应食用。

问：我前两天有些过敏做了过敏原测试，今天拿到报告其他都是阴性。但是总 IgE 阳性（＋＋），是什么意思啊，希望能帮我解答一下。

答：世界上可引起过敏的物质有成千上万种，用于检测的只是"沧海一粟"，这是其一；其二，目前检测手段有局限性，或不够敏感，或特异性不强。事实上，对多数过敏者来说，过敏原往往是谜。对检测结果，阴性表明不过敏，可信。但阳性结果并不可靠,还得靠实践来证实。IgE 高,表明过敏。过敏体质者 IgE 可很高。但具体对何物过敏还需作进一步的检查。

问:哪种检测过敏原的方法是比较准确的呢?

答:过敏原的检测方法有两类:一类是斑贴试验,检测接触性过敏原,如是否对染发剂、金属镍、香料过敏用此法,准确率很高;另一类是点刺试验,检测是否对食物、吸入物如粉尘等过敏,准确率低,结果仅供参考。较为准确的是血中特异性 IgE 检测。需取血,价格也较高。生物共振测过敏原结果不可靠,不推荐使用。

面部脂溢性皮炎

问:什么是脂溢性皮炎?

答:脂溢性皮炎泛指发生在脂溢(出油多)部位,如头皮、面部、上胸、上背、腋部等皮肤的炎症性病变。有干性脂溢性皮炎及油性脂溢性皮炎之分。干性脂溢性皮炎患者的皮肤较干,在头皮表现为皮屑多,痒;面部一般见于儿童,为钱币状淡色的斑,少许皮屑,又称为单纯糠疹。油性脂溢性皮炎发生在出油多者,常见为油腻性的黄红斑、丘疹,重的可有糜烂、渗出及油腻性的结痂,对有渗出的病例称为脂溢性湿疹。

对于面部轻度的脂溢性皮炎，我主张首先选用医学护肤品，而不是外用药物。

面部的皮肤屏障十分精细，又十分脆弱。面部富含皮脂腺及汗腺，分泌物形成一层膜，对皮肤起到很好的屏障保护作用。这样"原生态"理应充分保护！但现代女性为追求美，常过度使用洗面奶、爽肤水、面霜、隔离霜等，试图以"人为的"替代"原生态"，其结果可能破坏了原本脆弱的皮肤屏障，导致产生皮肤炎症。由于炎症发生在面部，患者往往出油多，因此常常诊断为脂溢性皮炎，给予激素药膏等外用。我不主张用药物，包括激素药膏。处理上应尽量温和，努力恢复皮肤的屏障，应该选用医学护肤品。

有些诊断为脂溢性皮炎者，实际上是敏感性皮肤。表现为易发红，常有刺痛感或灼感，怕风怕晒等，此时若按脂溢性皮炎处理，外用激素药，虽然可暂时消除炎症，缓解症状，但从长远看，激素对皮肤屏障是起破坏作用的。停药后容易旧病复发．在网上有不少女性咨询这类问题，此时关键是设法修复皮肤屏障，恢复皮肤的原生态，并摸索适合自己的护肤方式。

油性脂溢性皮炎者面部出油多，发病与马拉色菌等过度生长有关。由于马拉色菌是人体体表正常的菌群，所以油性脂溢性皮炎很容易复发。治疗原则：

①减少油脂，注意皮肤清洁；面部可用硫黄皂；

②外用咪康唑软膏、联苯苄唑软膏或药水等抗真菌药；③如果渗出，有脂溢性痂，用有抗菌作用的溶液洗，如0.1%～0.2%呋喃西林液，0.05%小檗碱（黄连素）液，0.02%高锰酸钾液等；④严重者需内服抗生素。

头皮屑多、痒

问：最近1个月，头皮痒的厉害，有头皮屑，去医院说是脂溢性皮炎，用采乐、康王等洗剂洗头有效果但不明显，还有什么好的办法吗？

答：天气炎热、出汗及出油多，如果头发稠密，马拉色菌（头皮正常的寄生菌）容易过度生长，是造成头皮脂溢性皮炎、瘙痒的一个原因。治疗建议：①勤洗头；②洗头时用采乐（2%酮康唑）洗剂或希而生（二硫化硒）洗剂（可以每2～3天洗1次）或海飞丝洗剂。让药液在头皮停留几分钟，再冲掉。不要用碱性大的肥皂；③每晚睡前外用联苯苄唑溶液；④头发适度剪短；⑤避免剧烈搔抓；⑥平时可口服维生素B_6，多吃些蔬菜。

问：我日常头发并不油，三四天不洗头也不油腻，就是头屑片状，干，不痒，是否脂溢性？

答：这是乏脂性皮炎，是一种发生在头皮的干性脂溢性皮炎。平时注意勿用碱性清洁剂，洗后外用护肤霜及护发素。平时可口服维生素 B_6，多吃些蔬菜。

问：本人24岁，女性。头皮屑特别多，一层一层的，都是大块的。请问这是什么病？

答：病态的头皮屑最常见于两个皮肤病，一是银屑病，即牛皮癣；二是脂溢性皮炎，头皮糠疹。

问1：我得了头皮"脂溢性皮炎"，涂了很多药，不见效果，还是每天早上头皮蜕皮，脱发，几乎每天都要洗头，不洗就满头皮屑。请问有什么好的方法吗？

问2：我老公头上总是容易出现大片、大块的头屑，用了康王洗头，前几次有用，现在一点儿作用也不起了。请问我该怎么办？

答：发生在头皮的脂溢性皮炎与银屑病（牛皮癣）容易混。所以先应明确诊断。脂溢性皮炎都发生在出油多的部位，如头面部、前胸，而银屑病除头皮外，常在肘膝伸侧或腰骶部可见钱币大小、上附成层银白色皮屑的皮疹。若是脂溢性皮炎可用采乐洗头，外用孚其药水（联苯苄唑溶液）。若是银屑病，则可用钙泊三醇（达力士）洗剂。

 ## 手掌脱皮、汗疱疹及汗疱疹样湿疹

问：本人23岁，女性。双手掌经常长透明的小水疱，奇痒，抓了以后就脱皮，手变得很干，反反复复很多年了，一直没根治。

答：很可能是汗疱疹，也可能是汗疱疹样湿疹。应经常外涂护手霜。若瘙痒明显，可外用艾洛松软膏，同时，间断外用派瑞松软膏或复方曲安奈德软膏。应注意一旦发生了脱皮，不用手去撕，尽量避免接触碱性强的物质，如洗涤剂，多用护肤霜，以保护皮肤。

问：汗疱疹是怎么回事？

答：汗疱疹是出汗不良所致。也就是说出的汗不能痛快地从汗孔排出来，而是被憋在汗管内。手掌的角质层较厚，容易发生出汗不良，表现为手掌上一个个的小水疱，有时会有些痒。几天后小疱干涸，成为点状脱皮。汗疱疹以春秋季较为多见。

问：每到春天双手掌先出小水疱，之后脱皮，怎么治疗？

答：这是汗疱疹，没有关系的。但脱皮时不要去撕，平时注意外搽护手霜，如10%尿素霜、维生素E尿素乳膏、维生素E霜、硅霜等以保护皮肤。建议在口袋里备上一支，洗手后随时外用。在脱皮期间由于皮肤的屏障功能受到破坏，应注意避免接触刺激性强的物质，如碱性大的清洁剂、加酶洗衣粉等。也应注意避免接触易过敏的物质，如染发剂。

若双手掌光是脱皮，不出水疱，专业上称为"剥脱性角质松解症"。治疗方法与汗疱疹相同。

问：我的手指上反复长小水泡，很小，非常痒，

水泡瘪掉后就是硬硬的一小块，冬天时会干裂。已经反复发作两三年了，都是冬天和春天。请问到底是湿疹还是手癣？

答：有两个可能，一是汗疱疹样湿疹（又称出汗不良性湿疹），二是手癣。若是单侧性的，以手癣可能性大。若是双侧对称的，则以湿疹可能性大。前者外用癣药膏或癣药水，后者则按湿疹治疗（请参阅湿疹治疗节）。若分不清是癣还是湿疹，则可外用复方曲安奈德或派瑞松软膏，对两个病均会有效。

日光性皮炎

问：女性，38岁。我的胳膊和面部每到夏天晒了太阳就出疹子，很痒，应该怎么治疗呢？有没有注意事项？

答：这是日光性皮炎，常见。首先找原因。避免接触或服用可以引起光敏感的物质，如有气味的蔬菜：芹菜、茴香、香椿、灰菜等。白果、泥螺也可引起光敏感。若正在服药，一定认真阅读说明书，有不少药物有光敏性。外出穿长袖衣，注意防晒，外用防晒剂。皮炎局部晚上可外用艾洛松或皮炎平等药膏，白天用氧化锌软膏。如果皮疹的发生与日晒关系明确，则必要时可服用羟氯喹，此药为处方药，应在医生指导下服用。

问：我很痛苦，脸不能见任何光，即使阴天在外面待半分钟也不行。症状是面部通红，灼热感。身体其他部分也不能晒太阳，但面部最严重，一点儿光都不能见。请问您见过这样的病症吗？

答：皮肤高度对光线过敏。除日光性皮炎外，还要考虑其他可能：如着色性干皮病、卟啉病等遗传性皮肤病，由于基因突变，造成皮肤对光线高度敏感，你如此畏光，应去医院认真检查明确诊断！还有白化病，由于皮肤中没有黑色素，也高度怕光，但由于患者特殊的外观，诊断是不困难的。

问：我父亲53岁，从小到大一直伴随着日光性皮炎。无论春夏秋冬，每次遇阳光面部皮疹就加重，目前皮肤厚厚的，很痒。请问有什么好办法吗？

答：这是慢性光化性皮炎。很顽固，治疗困难。首先还是要防光、避光、防晒，不要服用光敏性的食物（带吃有气味的蔬菜）或具有光敏作用的药物（看药物说明书不良反应一节），治疗上可内服羟氯喹、沙利度安或硫唑嘌呤等。这些药物均有毒副作用，一定要在有经验医生指导下服用！

问：我宝宝1岁了。前一个星期得了植物-阳光皮炎，灼伤严重，在医院住院1个星期，静脉滴注头孢和激素，外用美宝烫伤膏。现伤口在蜕皮，但这两天发现蜕皮后的新皮肤上起小水泡和小红疙瘩，请问该如何处理？

答：这是严重的植物-日光性皮炎。不知是吃了什么蔬菜引起的，今后绝对不能再吃了！需口服激素，控制后逐渐减量，不能骤然停用，防光，以冷毛巾湿敷，外用氧化锌油。要避免再服用任何可能有光敏作用的药物。

问：防晒霜如何选择呢？

答：在北京夏日的阳光下，SPF 15 足矣！在三亚，灿烂的阳光下，则要用 SPF 30 的。SPF 是防中波紫外线的指数。日光中除中波紫外线外，还有长波紫外线，防长波紫外线，是以 PA 标示的，一般＋＋即可。防晒霜应在出门前 15 分钟均匀涂抹于面部及上肢等日光暴露部位。若出汗多经常擦拭，则需补抹防晒霜。

药物性皮炎（药疹）

除少数药物如青霉素类，使用前需要作皮试，皮试阴性后才能注射或服用。对绝大多数药物，无论是内服还是外用的，第一次应用时是否会过敏是很难预测的。有时只有外用或内服了才知道。因此，对高度过敏体质者，凡外用药，应先试小片，没有反应后再大面积使用。如青霉素，临床上常用数百万单位，但皮试时只往皮内注射 100 单位，即便如此，还可能发生休克！可见，过敏取决于用还是不用，吃还是不吃，与量的关系不大。只要过敏了，就应点滴不沾。认为过敏了，只要少吃点问题不大，这样的观点是不对的。

过敏有一定遗传性，父母对某药物过敏，下一代就有过敏的可能。对一个药过敏了，与其结构相似的药物也很可能过敏，是不能用的，如对水剂青霉素过敏者，就不能服用阿莫西林片。过敏还有交叉性，如已知对青霉素过敏的，就不用头孢类抗生素。过敏常常是终生的，知道过敏了，就不应再服用，因为严重过敏是要命的！

问：女，18岁，因痛经服了一片止疼药，引发手部大面积红肿，奇痒，如何处理？

答：很可能是药物过敏引起的药物性皮炎。不知以前是否有服药出皮疹的病史？从皮疹看可能是血管性水肿，这是一种特殊类型的荨麻疹。首先需停用一切可疑致敏的药物。治疗上，可以注射地塞米松或口服泼尼松，具体用量应去皮肤科，请专科大夫处方。若肌注地塞米松，可首次5毫克，次日4毫克，第三日2毫克，第四日1毫克，第五日可停药。局部可作冷湿敷，外用皮炎平软膏或艾洛松软膏。

问：一年来，我右脚踝、左眼眉毛附近和两只耳朵部位反复发红斑，特别痒。而且每次复发都在同一个地方。这是怎么回事啊？

答：这是典型的固定性药疹。需要认真回忆一下出疹前的服药情况，如去痛片、镇静安眠药、磺胺类药、四环素等。该药疹的特点是每次发作都在同一部位，但随着发作次数增多，皮疹数会增多，而且好了后会留下色素斑，很长时间（数年）不消退。目前，首先要找到引起药疹的罪魁祸首，应该是在出疹前一两天，甚至数小时前服的药。

只有找到了导致过敏的药物，并在今后不再服用该药及具有相同结构的药物，才能避免不再犯。治疗方法同上，越早用药治疗效果越好。

问：我妈脸上有几块黑斑，5年左右了，现在额头、下巴比较明显。请问是什么病？有什么办法？

答：很像是药物过敏引起的，称为固定性药疹。每次服药后在同一部位出现红斑，好了后呈紫红色或紫褐色。若反复发作，则成为深紫褐色的斑，很长时间也不会消退，而且红斑的数量会增加。

问：我1990年服磺胺药过敏落下病根，胳膊、胸前留有色斑。而且经常会犯，红斑越来越多，颜色越来越深，很痛苦。这种病能根治吗？

答：磺胺类药物特别是复方新诺明，在20世纪90年代是常用的抗生素。对磺胺药过敏并不少见，有的很严重。目前磺胺类药物已很少用于内服或外用！但与磺胺结构相似的药，有不少在临床使用，如降糖药-氯磺丙脲，格列本脲；利尿药如氯噻嗪。对磺胺药过敏者，可能对这些药物会发生交叉过敏，发生药疹。磺胺类药物也可能给牲畜服，食用了含有微量磺胺药物的肉类等，也可能诱发药疹。

因此，对磺胺过敏者，不断出皮疹、痒，首先应注意正在服用的药物，是否有因结构相似而再过敏的可能，可请教有经验的医生或药剂师。同时，应注意尽量不要服用与磺胺结构相似的药物，以免发生交叉过敏！

问：我2年前服退烧药过敏。前几天牙痛服了止痛片，口角同一部位又起了一片红斑，中央还起疱，难道又是过敏了？

答：是的。又过敏了。

解热镇痛药是常用药，往往同样一个药，不同药厂给予了不同的商品名。如对乙酰氨基酚是一个常用的退热镇痛片，商品名有扑热息痛、热必退、退热净、泰诺林等，不下十余个。成分是完全相同的。所以，有药物过敏者，在服药前一定要认真看药物说明书，关键是看药物成分。如果已知过敏，就不能再服！

解热镇痛药常常是复方制剂，如复方阿司匹林（商品名为解热止痛片，APC），含有三个成分：阿司匹林、非那西丁及咖啡因。以后，凡服用含有这三个成分中任何一个药物，就有出现药疹的可能。

问：本人29岁，孩子5个多月，正处于哺乳期。前几天因乳腺炎打了5天青霉素，打完后前胸、后背、胳膊、手出现红疙瘩，痒。打针期间没有出现红疙瘩。这是药物过敏吗？

答：乳腺炎用抗生素后，出现广泛皮疹，痒，有两个可能：一是对药物过敏，二是乳腺炎脓液吸收后的反应。前者应立即停用青霉素，服用抗过敏药。后者可内服清热解毒的中药，氯雷他定片，外用炉甘石洗剂。多喝水。

问：这两天突然出现全身发痒，特别是四肢，肋骨和腰部，出现大面积大块的红疹，皮肤像肿了一样，越抓面积越大，晚上痒得无法安心睡眠。

答1：急性荨麻疹。最常见是对食物或药物过敏。夏天吃的食物较杂，急性荨麻疹并不少见。首先寻找原因，并尽量避免。常用的口服药有氯雷他定、西替利嗪、米唑斯汀、依巴斯汀等，一般每次一片即可，严重时可服2片。多喝水，外用炉甘石洗剂。

答2：判断是否药物过敏，需详细分析起疹前服药情况。一般，需列出起疹前3周的所有用药，加以分析。以往对药物反应也很重要。药疹一般是全身、对称性的，自觉痒。在没有找出确切致敏的药物前，应停服所有可疑药物，并促进排出。你的皮疹很广泛，需去皮肤科诊治。炉甘石只是对症，可以多次应用。

问：我从小就经常过敏，用了青霉素之类的药会全身起红疹，然后全身皮肤变成红色，碰起来又痛又痒，用了抗过敏药以后一个礼拜才会好，然后全身褪去一层皮，目前我所知道的过敏的药有头孢，阿莫西林，有霉字的似乎都不能用！这是为什么？

答：过敏体质。永远不能用青霉素类药物及头孢类药物！目前抗生素的种类很多，可以选用其他不过敏的药物。青霉素过敏在过敏体质者，可以十分凶险，甚至要命，因此一定要躲着它。去看任何医生，一定先申明对青霉素过敏。在所有医疗档案的首页，应写明对青霉素类及头孢类过敏！

神经性皮炎、结节痒疹、痒疹及皮肤淀粉样变

问：神经性皮炎是怎么得的？

答：神经性皮炎的发生与心因性或精神因素有关。而与过敏无关。心情不好、工作压力过大，焦虑、睡眠不足、失眠等均可以是发病的诱因。神经性皮炎的主要症状是痒。本病主要是三个环节：痒、抓及厚！因忍不住痒，就抓，但往往是越抓越痒，反复的搔抓使皮肤增厚，结果成为恶性循环：越痒越抓，越抓越厚，越厚越痒！使皮肤成为肥厚性的斑块，专业上称为"苔藓样变"。本病多发生在手容易抓到的部位，如颈侧或颈项，肘伸侧，小腿前，腰骶部等。

问：神经性皮炎应该怎样治疗？

答：由于神经性皮炎的发病主要与精神神经因素有关。因此，首先要调整好心情，有一个好的心态，乐观、豁达。治疗上止痒、避免搔抓是关键！痒的时候尽量勿抓，可用手拍打瘙痒部位，产生一定的疼感

可以缓解瘙痒；要提高自身对痒的耐受性，尽量克制搔抓的欲望。痒时可外用止痒药，如炉甘石洗剂、樟脑水或樟脑膏、辣椒碱软膏、各种皮质激素药膏或药水等。我常推荐的外用药是复方薄荷脑膏或无极膏。也可在皮损上贴肤疾宁硬膏，3天后揭去，然后外用药。这样每周贴3天药膏，4天外用药。如此坚持，能做到不用手抓了，神经性皮炎也就快好了。

问：肤疾宁为含激素曲安奈德的软膏，无极膏中含激素丙酸氯倍他索，如此每周7天外用，不会发生皮肤萎缩吗？

答：问题提得很好！让我们来具体分析一下：肤疾宁每平方厘米橡皮膏中含曲安奈德不少于16微克，常用的非处方药曲安奈德软膏是每克中含曲安奈德1毫克，即1000微克。无极膏中丙酸倍氯米松的浓度是0.01%，而常用的丙酸倍氯米松软膏浓度是0.025%。也就是说无极膏中激素的含量很低！事实上，无极膏中樟脑含量为5.6%，薄荷含量为3.5%，这两个成分是无极膏止痒的主药。

神经性皮炎由于长期搔抓使皮肤明显增厚，治疗目的是希望皮损变薄，回归正常的状态。事实上，肤疾宁主要是利用其封包作用，使患者抓不着皮损。而无极膏主要是利用樟脑、薄荷的止痒作用。大多数患者可在一两个月内明显好转或治愈，而不必长期使用。

问：神经性皮炎能根治吗？我用过很多药，其中

不乏激素类软膏，但时间不长就会反复，有什么好的解决方法吗？

答：神经性皮炎关键在于管住自己的一双手，痒时不抓。能坚持半年不抓，皮疹可以自然消退。各种止痒药均可，不一定要用含激素的药膏。我常推荐外用复方薄荷脑软膏（该药不含激素）、无极膏（该药含有激素）等。有个好心情也很重要。生活规律，睡眠充足。

若晚上睡觉不好，可在睡前服一片多塞平药片。多塞平这个药既有催眠作用，还能止痒，一举两得！由于有催眠镇静作用，一般只在睡前服用。服药后千万不能开车！

问：肛门及外阴周围瘙痒难忍，晚上影响睡眠，有何方法止痒？

答：肛周瘙痒可以茵陈10克、苦参20克煮后泡洗，然后外用黑豆馏油软膏或丁香罗勒膏。睡前服一片多塞平。注意局部清洁。保持大便通畅，手纸应细软。不吃辛辣及刺激性食物。

问：我妹妹得了神经性皮炎，请中医开了药：苦参10g、密陀僧10g、白矾10g、冰片10g、独头蒜10g、花椒12g、陈醋500g浸泡10天后外用，但现在范围更大了，且疼痛难忍，是药的问题吗？

答：这是一种"恶治"的办法！密陀僧中含铅，独头蒜、花椒等会对皮肤产生强的刺激作用。对神经性皮炎，民间有采用此招的。问题是药物的用量分寸要掌握好，用药方法要交代清楚，不然就会出现疼痛难忍，皮疹范围扩大，甚至起疱等刺激性皮炎的反应。反应过后神经性皮炎有可能会好。对神经性皮炎有许多有效的治疗方法，没有必要"恶治"，我是不主张"恶治"的！

问：男性，45岁。臀部神经性皮炎多年。最近用偏方大蒜捣烂敷患处，虽很疼，但2次后明显减轻皮肤趋向正常。趁热打铁再次蒜敷患处，不料肿起来了，还有好多水疱，很疼！实在痛苦向您求助！

答：用大蒜捣烂敷患处是民间一种"恶治"法，对慢性肥厚性皮炎可能有效。你已经用了2次，皮损已明显变薄，再用皮肤就受不了，发生了刺激性皮炎，红肿，上面有大疱。目前可用冷毛巾敷患处，外用40%氧化锌油。

问：结节性痒疹如何治疗？

答：结节痒疹的发生与精神神经因素有关。在治疗皮肤病同时，保持良好、积极、乐观的心态十分重要。有的患者往往伴有焦虑、烦躁等心理问题，有时需同时服用抗抑郁药如多塞平、镇静安眠类药物。总之，皮肤表现只是个表象，不仅仅要治标，更要治本！结节痒疹可采用与神经性皮炎相同的治疗方法。关键是管住自己的一双手，尽量不要抓。

问：女性，55岁。医院诊断为痒疹，服用甲泼尼龙片、盐酸赛庚啶片，外用复方咪康唑软膏，皮疹明显好转，痒减轻。但甲泼尼龙片一停，疹子就又变红并痒。请问甲泼尼龙片能长期服用吗？

答：痒疹是一个良性的皮肤病。甲泼尼龙是一种糖皮质激素药片，长期服用会有不良反应，如容易感染，发生高血压、糖尿病、骨质疏松等。因此，服用激素，一定要权衡利弊，利大于弊，则应用。若弊大于利，则应三思而后行。

问：皮肤淀粉样变有好的治疗方法吗？

答：皮肤淀粉核样变的治疗没有好办法。该病一般并没有自觉不适，而且大多在背部等遮盖部位。皮肤淀粉样变可由于神经性皮炎长期搔抓而继发，常见于小腿前。对这样的病例，避免搔抓是关键。要提高患者对痒的耐受能力，痒的时候尽量不要抓。可应用各种止痒药，包括内服及外用的。也可以做光疗。

荨麻疹

荨麻疹是一个过敏性皮肤病。基本病变是风团或水肿性的红斑，自觉痒，俗称"风疹块"。疹子来得很快，消失也很快，几个小时就可以消失得无影无踪了。根据病程，有急性及慢性之分。

形形色色的慢性荨麻疹

问：1年来几乎每天早上一起床就会发现胳膊或腿上有一个个与蚊子咬一样的包，痒，但过一会儿就看不见了，这到底是什么东西啊？

答：这是典型的慢性荨麻疹！当病程超过6周，称为慢性荨麻疹。慢性荨麻疹的发病原因常常不清楚，也很难查清楚。

问：我23岁，得病8年了。每次遇热或者精神急躁紧张就会全身痒，皮肤发红，一般半小时以后就会自动退掉。这是一种什么病呢？

答：这是胆碱能性荨麻疹。治疗首先应注意避免各种诱发的因素，如过度运动，喝过热的饮料，吃辛辣食品等。另外，不要服含阿司匹林的药物。

问：我妈手一碰冷水就会发红，发痒。还有一吹凉风，脸、脖子、耳朵、胳膊、大腿会发肿，发痒。请问这是由什么引起的？

答：这是寒冷性荨麻疹。预防很重要！避免到冷的环境中，双手避免浸入冷水中，千万不能在冷水中游泳！可口服赛庚定，每天2次，每次1片。服此药后若嗜睡，则可改服西替利嗪，每天1次，每次1片。

问：本人20岁，1年多来身上会出现红色的痕。尤其在用手抓了之后，皮肤上有很多一块块的发红，很痒，但过不久又会自然好了。

答：这是慢性荨麻疹的一种，称为皮肤划痕症或人工性荨麻疹。皮肤划痕症由物理因素如抓、划、碰、挤压等引起的。机体高度过敏时，也可出现皮肤划痕症状。除服药外，应注意不要抓皮肤，以避免诱发皮疹。

慢性荨麻疹的治疗

问1：本人20岁。1年来身上常出一块块红疹子，痒，用手抓了之后更明显，过一会儿会自然好的。曾去医院治疗过，用了不少药，有的药吃了就好，但一停药又犯了，怎么办呢？

问2：我今年21岁。自从18岁就得了寒冷性荨麻疹，皮肤一受冷就会发红发肿。吃了氯雷他定只能起一时的作用，停止服用又会复发，请问应该怎么治疗？

答：治疗慢性荨麻疹首先要弄明白为什么会患此病，此病可因为患者对环境中的某个因素过敏所致。这个因素可能就在你身边，如地毯中尘螨、宠物的皮毛、工作环境中的尘埃、平时吃的食物等。有些可以查出来，但多数慢性荨麻疹患者的原因很难查出来；即便查出来了，有的是可以避免的，有的则可能是无法避免的。当找不到原因，或知道了原因，但无法避免时，只有长期服药。

治疗慢性荨麻疹，我的建议是：①努力寻找病因，并尽量避免；②寻找一个对患者有效的药物；③待皮疹控制后，逐渐摸索出一个能将皮疹控制的最小维持剂量，如隔日或每3天服1片，坚持数月、甚至更长。

问：我是慢性荨麻疹患者，前几天去诊所打了一支激素。但这些天来皮疹越来越严重，脸上都是，真害怕。

答：慢性荨麻疹在原因不明时，不要轻易使用激素！要用，一定在有经验专科医师指导下。目前，在服用氯雷他定或依巴斯汀的同时，建议服用清开灵或双黄连口服液。心一定要静下来，别烦躁！必要时，可服具有镇静作用的抗过敏药，如扑尔敏、苯海拉明（服药后会感到困倦，不能开车）。心静下来了，皮肤也会随之安静下来的！

问：治疗荨麻疹的药有哪些呢？

答：治疗荨麻疹的内服药为抗组胺药物（俗称抗过敏药）。有新、老两代。

老一代常用的有扑尔敏、苯海拉明、赛庚定、去氯羟嗪及羟嗪（安他乐）等。一天需要服用2～3次，每次1片。这些药服后都有嗜睡的副作用，因此服药后不能开车，不能从事精细工作，也不能在高空作业等！更适合在睡前服用。

新一代抗组胺药，常用的有氯雷他定、西替利嗪、咪唑斯叮、依巴斯汀等。新一代药的特点是每天只需服药1次，每次1片。而且，一般没有服药后嗜睡的副作用。对皮疹严重，服用1片仍不能控制的，可以增加剂量至每天2片。

用于治疗儿童荨麻疹的有2种糖浆制剂，一是氯雷他定（开瑞坦）糖浆，二是西替利嗪（仙特敏）糖浆。服药量随儿童年龄而不同，按说明书服药。

问：抗组胺药物长期服用安全吗？

答：是安全的。个别人在服用药物后可能有嗜睡的副作用，此时可换一个品种。有人在长期服用后可能体重稍有增加。如出现心悸，心律不齐等不适，应去医院检查。

❓ 荨麻疹与湿疹有什么区别？

荨麻疹与湿疹是两个常见的过敏性皮肤疾病，但是不同的疾病。

荨麻疹的皮疹是水肿性的红斑（风团），痒；湿疹的皮疹较为多样，有红斑、丘疹、水疱、严重时渗出，流水；荨麻疹的皮疹在几小时内即可消退，而且来去无踪，消退后不留痕迹，湿疹皮疹则持续存在，不可能在数小时内消退。

急性荨麻疹

问：昨天晚上手上很痒，今早起床全身都起了风疹块，这是过敏吗？

答：这是急性荨麻疹！过敏了，最常引起的是食物如海鲜、干果等，药物如青霉素类。治疗上首先要清理胃肠道，可服带有轻泻作用的中药，饮食清淡。若是药物引起，应立即停用，并可输液，以促进药物排出体外。口服氯雷他定或西替利嗪，外用炉甘石洗剂。

问：我女儿3岁。几天前因高热服了退烧药，但两天后身上和手上长了一片片的红斑，痒，而且一抓还会出新的疹子，这是怎么回事啊？

答：从荨麻疹样的发疹及发疹时间看，要怀疑药物过敏的可能，发烧期间服用了哪些药物，需要认真回忆一下，并请皮科医师分析：①是否为药物过敏；②是什么药引起的可能性大。主要是为了避免今后再犯。目前应多喝水，促进排出。口服抗过敏药，外用炉甘石洗剂。

问：我妈妈60多岁，今天先是左上臂突然起了几个像蚊咬样的疙瘩，然后肿成一大片，后来右臂也起了，下巴、下嘴唇肿了，身上、下肢也零星起了像蚊咬样蚕豆大的疙瘩。请问这是什么？怎么办？

答：急性荨麻疹。它可以是服药过敏所致，也可以对吃的食物过敏，也有可能对虫咬的毒液过敏。先在虫咬部位起疙瘩，以后可全身出荨麻疹样皮疹。急性荨麻疹的治疗首先是找原因，并尽量避免。这几天饮食应清淡，多喝水，保持大便通畅。口服氯雷他定或西替利嗪。外用炉甘石洗剂。也可外涂无极膏。

问：我这些年在吃了某火锅后，就起反应，表现为胸闷、憋气、手脚发软，严重时脸麻，但皮肤没有任何异常。大约吃完20分钟发作，半小时后症状自行消失。这是过敏吗？有皮肤不反应的过敏吗？

答：这是一种严重的过敏反应！千万不要再吃了！因为你的反应发生在气道（呼吸道）黏膜，严重的可造成急性喉头水肿，阻塞气道，而对生命构成威胁！建议口袋中应随时备有一支5毫克的地塞米松注射液及一支注射器，以备急用。

问：我的症状比较厉害，全身起疹子，引起呼吸困难。已两年了。一般两个月左右发一次。最近一个月已犯了三次。有一次还急救了。还请问医生这是怎么回事？能不能根治？

答：这应该引起你的高度重视！须知，严重过敏可以致命，你堵的是气道，这是很危险的。气道黏膜由于过敏出现水肿，使气道变窄。如果发生严重的喉头水肿，可以将气道的入口完全堵塞，是十分危险的！这是对某物的高度过敏。应尽早找出罪魁祸首。我曾见过喝鸡蛋汤后休克的。一个月内犯了三次，还急救一次，应该好好回忆一下，吃了什么，接触了什么。应该能找出可能的原因。建议口袋中随时备有一支5毫克的地塞米松注射液及一支注射器，以备急用。

问：我最近几年总是过敏，以前不过敏的现在也过敏了，是不是应该去查查过敏原？还是应该彻底改变一下体质？

答：当机体处于高度过敏状态时，可出现对多种物质过敏，甚至以往不过敏的物质，这称为"激惹"现象。所以，当机体处于高敏状态时，应格外注意，避免再过敏。同时服用抗组胺药。加强锻炼，增强体质。这样，使机体逐渐恢复常态。检查过敏原应该在机体状态平稳时查，而不应在高度过敏期间，也不应该在服用抗过敏药物期间查。

 饮酒过敏

问：男性，23岁。每次喝完酒全身上下皮肤红，这是怎么回事？

答：正常情况下，酒精（乙醇）进入体内后转化为乙醛，再经乙醛转化酶而成为乙酸排出体外。当体内缺少乙醛转化酶时，乙醛在体内不能被转化成乙酸，轻者脸红，重者可出现荨麻疹，周身痒。所以对酒精"过敏"者最好不饮酒或少饮酒。

问：对酒精过敏咋办啊？

答：所谓酒精"过敏"有两种可能：一种是特异体质，肝内缺乏乙醛转化酶，一喝酒就脸红，甚至全身红，稍痒。二是周身出荨麻疹，痒得厉害。后者才是过敏，需服药。而前者不是，不必治疗。

问：我39岁，饮酒后过敏已2年，表现为不定部位，迅来迅无的红疹子，痒。戒酒一年半，不喝不痒。最近开喝，不仅痒，且明显感到食管、气管也变窄，喝水有明显不畅，胸闷、憋气，请您指教！

答：明知故犯！你对酒精高度过敏，看来得终生戒酒了，须知，严重过敏是可以致命的！你堵的是食管及气管，这是很危险的。因为食管及气管的黏膜都出现了水肿，使管腔变窄了。如果发生严重的喉头水肿，可以将气管的入口完全堵塞，是十分危险的！

❓ 妊娠期荨麻疹的用药

问：患荨麻疹3年，服用西替利嗪。最近意外怀孕，前四周因为没注意到已怀孕，服了几片西替利嗪，后来看说明是孕妇禁药，很是担心，这对宝宝会有影响吗？我该怎么办呢？现在怀孕第八周。

答：药物在应用于人体前，先要作动物试验，包括致癌、致畸及致突变试验（三致试验）。人体试验一般先在正常健康人，之后用到病人，但不选择怀孕女性及儿童，因此，药物上市时往往缺乏孕妇及儿童的资料。一个有用的参考是药物不良反应监测，是否有怀孕妇女在孕期服药并发生不良反应的报告。另一个是三致试验结果，若致癌、致畸及致突变试验阳性，则不应服用。

妊娠期妇女如果需要使用抗组胺药，按照美国食品药品管理局（FDA）对药物妊娠安全性的分级，氯雷他定、西替利嗪，是B类药（在动物生殖性研究中，未见到对胎儿的影响），如果需要，可考虑服用；第一代的异丙嗪、酮替芬，第二代的地氯雷他定、阿斯咪唑，是C类药（动物研究证明它有对胎儿的副作用，只有在权衡了对孕妇的好处大于对胎儿的危害之后，方可应用），妊娠期妇女应慎用。

银屑病（俗称牛皮癣）

一位网友写道：我是女舞蹈演员。6年前得了牛皮癣。大夫说有可能发展到全身，当时吓坏了我，吓得连路都走不动了！但3个月后，我的皮疹全部消退了，而且至今没有再犯！

评论：确实如此！银屑病并不是一个可怕的疾

病！虽然病因还没有搞清楚，目前也无根治的方法，但多数银屑病患者皮疹是局限的，泛发全身的只是少数，而且时轻时重，一般冬重夏轻。有的犯一次后可几年不犯。近年来，治疗上取得了不少进展，光疗、内服药、外用药，生物制剂等。银屑病是可以得到有效治疗的！

银屑病有传染性吗？

问：牛皮癣有传染性吗？

答：银屑病有一定的遗传性，但没有传染性。老百姓说的"癣"大多有传染性，如足癣、甲癣、花斑癣等。"牛皮癣"容易使人误解有传染性但实际上并无传染性。

问：我母亲患头癣，类圆形，白色的很厚，很多皮屑，痒，现在用达克宁涂抹，硫黄洗发膏洗，请问有什么特效的外用药吗？

答：成年人除了黄癣（俗称癞痢头，现在已很少见）外，是不会患头癣的。有一个病，老百姓常称为牛皮癣，医学上称为银屑病。实则上并不是癣，也没有传染性。头皮银屑病头皮屑会很多，治疗上可用卡泊三醇头皮搽剂。

问：银屑病会侵犯内脏吗？

答：银屑病是一个良性的疾病！一般情况下，全身的健康状况不受影响！但对人心理上的影响确不能小视！所以，对待银屑病要有一个正确的态度，"既患之，则安之"，一个乐观的心态很重要！少数银屑病患者可出现关节症状，称为银屑病性关节炎。开始时往往是指间关节的肿胀，疼痛，严重的可发生强直性脊柱炎。

银屑病的治疗

问：银屑病有哪些治疗方法？
答：银屑病的治疗方法很多。大体上，有内服药（如雷公藤总苷、甲氨蝶呤等，内服药均应在专业医生指导下服用）、外用药、光疗（目前大多用窄波紫外线）、水疗（温泉浴）等。具体的治疗方案应根据病变范围、病程、部位等因素而定。近十年来，生物制剂为银屑病的治疗提供了一个新的途径，在西方国家应用较多。我国也有生物制剂，但昂贵的价格，限制了它的使用。

问：银屑病的外用药有哪些？
答：常用的外用药有皮质激素软膏；维A酸类如他扎罗汀软膏、迪维霜；维生素D_3衍生物类如卡泊三醇软膏（达力士）、他卡西醇软膏（萌尔肤）；水杨酸软膏、蒽林软膏、蒽林腊棒等。激素药膏不应大面积、长时间外用！

蒽林（地蒽酚）软膏、蒽林腊棒都是国家正式批准治疗银屑病的外用药，疗效肯定，价格低廉。本药的缺点限制了它的使用：一是刺激性，需从低浓度开始用；二是染色，可使衣服染成红色。

维 A 酸类如他扎罗汀软膏、迪维霜外用有一定刺激性，用药部位可以发红，有灼感，几天后会减轻。这类药物不能用于头面部、阴部及皮肤褶皱部位。用药后洗手。

问：42 岁，小腿银屑病多年，面积不大，很痒，请问用什么外用药？

答：对局限性银屑病，可使用维生素 D_3 类的外用药，在我国有卡泊三醇软膏（达力士），他卡西醇软膏（萌尔肤）。新上市的德芙宝软膏（含强效激素倍他米松及卡泊三醇）效果更好些！德芙宝中由于含有强效激素，不宜用于皮肤褶皱部位及面部，也不宜用于儿童。

问：我爷爷患银屑病已三十多年了。如果涂药，外用哪种较好啊？

答：慢性斑块型银屑病的皮损厚，先外用 10% 水杨酸软膏。待皮损薄了，可外用皮炎平一类含有激素的药膏（可连续使用 2 周），休息一段时间后可重复用！对顽固的皮损，可外用达力士软膏或萌尔肤软膏。

问：本人22岁，女性。患银屑病8年，头部和背部大片，腿部和手臂也有，用他扎罗汀凝胶和哈西奈德乳膏有效。但停药1周左右就又复发，请问能让它不如此频繁复发吗？

答：你用的这两种药都不错，不要皮疹一有好转就停药。其实在显微镜下，病变还在！所以，表面上好了以后，一定要继续上药，可每周2～3次，维持一段时间。若有条件，同时去医院作窄波紫外线治疗，有助于巩固疗效！

问：是否任何一种外用涂抹的膏药都有激素？我妹妹患银屑病，16岁了，长期这样涂是不是不好？

答：不是的。激素药膏正确应称为糖皮质激素制剂，有软膏、霜膏、溶液剂等。治疗银屑病有许多不含激素的，如卡泊三醇软膏（达力士）、他卡西醇软膏（萌尔肤）、蒽林软膏、蒽林腊棒、他扎罗汀软膏、松馏油软膏、水杨酸软膏等。

问：男性，27岁。近1个月来，我的头屑特别多，非常痒，头发根部可以看见大量白色皮屑，我曾患脂溢性皮炎，但我担心是银屑病，您看是吗？

答：头皮有大片脱屑，有两个可能：银屑病及脂溢性皮炎。前者往往在身体其他部位如肘部、小腿前会有同样皮损。头皮银屑病治疗可用达力士搽剂。头皮脂溢性皮炎可以采乐洗剂或希尔生洗剂洗头，之后外用联苯苄唑溶液。

问：我的银屑病很重，身上、四肢到处是皮损，

外用药抹不过来，该怎么办呢？

答：若皮损比较广泛，治疗的选择：一是窄波紫外线照射治疗（需去医院照），最初每周3次，好了后可减至每周2次，甚至1次。本病常冬重夏轻，认为与紫外线的照射有关。在冬季接受紫外线照射，会有满意的治疗效果！二是内服药，如甲氨蝶呤片，一般每周1次，每次7.5～10毫克。此药有一定副作用，需在专科医生指导下服用，服药期间应定期查血白细胞及肝功能。一旦出现异常，应停用。

问：最近，我在扁桃体炎后突发全身皮疹，红，痒，有脱皮，去医院说是急性点滴型银屑病，该怎么办呢？

答：①急性点滴型银屑病是银屑病的一个特殊类型。犯病前常有发热、扁桃腺炎史。服用抗感染药物，服用清热解毒的药物如复方青黛胶囊，大多可慢慢消退。大约一半的急性点滴型银屑病患者好了以后是不复发的！

②扁桃腺炎后发生的急性点滴型银屑病，若能及时治疗，多数在一两个月内可以逐渐消退，有的不再复发。服用抗生素或静脉点滴青霉素（皮试阴性后）2周。若是慢性扁桃腺炎，建议在消炎治疗后手术摘除。口服复方青黛胶囊。外用5%水杨酸软膏或皮炎平软膏。饮食应清淡。

不要命的病，不应使用可能威胁生命安全的药来治疗

问：如果银屑病患者因为长期服药造成了一定程度肝损伤，现在应该怎样治疗？

答：先将肝养好！慢性肝损伤最终可导致肝硬化，而肝硬化是要命的。银屑病不要命！对银屑病这样的慢性病，用药一定要注意，我常告诫患者"不要命的病，不应使用可能威胁生命安全的药来治疗"！

问：本人24岁，7岁起患牛皮癣。由于我什么药都吃，把肾给吃坏了，现在还需透析，请问我该怎么办呢？

答：要正确对待疾病！有些疾病如银屑病，发病原因仍没有搞清楚，治疗上尚不能根治！但这是一个良性病，并不威胁生命！要学会与疾病"和平共处"！治疗目标是达到皮疹基本消退！千万不要"恶治"，一定要用国家正式批准的药物。要在专科医生指导下治疗。不要随便相信小广告、"祖传秘方"等。你的教训极为深刻及沉痛，一定要牢记！

银屑病患者需要忌口吗

问：牛皮癣应该忌口吗？牛肉和鸡蛋可以吃吗？

答：银屑病并不是过敏性的皮肤病，一般不必忌口，但有的患者可能在吃了某种食品后加重，此时应忌这类食物。总之，我主张"吃一堑、长一智"，发现吃某食物后加重皮损再忌口！但不必什么都不敢吃。

谨防虚假广告

问：本人21岁，患牛皮癣7年了，今年冬天又复发了。父母准备给我吃偏方，听说效果不错。您有没有什么好的建议？

答：①银屑病至今尚无根治办法！对声称可以根治的一定要小心。要谨防虚假宣传与广告！用任何药一定要搞清楚是什么成分！有的诊所，给的是小包的药或胶囊，声称是秘方，但拒绝告诉你含有什么成分。对这样的药物，无论是内服还是外用的，都要特别慎重！我的意见是：如果拒绝告知药物的成分，那你应该拒绝服用或外用！应该使用标有"国药准字"

的药物!

②不能根治,并不等于得了银屑病就是一辈子有皮疹。事实上,多数人患一段时间后会缓解的,有的可以多年不犯,也有在治好后再也不犯的。困难之处在于往往无法或不好预测。只有江湖郎中敢拍着胸脯说"我能根治"!对说这样大话的要多留些心眼,以免上当受骗!

帖子:"纯中药治疗银屑病,愈后付费,××市××县"。

评论:对声称能治愈银屑病,愈后付费的,请君要小心,不要上当!

掌跖脓疱病

问:**掌跖脓疱病怎么治疗?**

答:掌跖脓疱病是银屑病的一个特殊类型,表现为手掌、足跖出现小脓疱。脓疱是无菌的,并不是化脓感染。病程慢性,常反复发作,治疗困难,要有耐心。建议晚上以温水泡手或以中药如黄柏、地榆,苦参各15克煮水后泡手,在外涂复方曲安奈德软膏或派瑞松软膏后,以保鲜膜将病变部位包起来,次日晨患处外用鱼石脂软膏或黑豆馏油膏,这样用药一个月看效果如何。服用二妙丸(不发作时)或双黄连口服液（发作时）。同时配合紫外线照射，可提高疗效。

玫瑰糠疹

问：我爱人患玫瑰糠疹近1周了，该如何治疗？

答：玫瑰糠疹自然病程为6～8周。皮疹发生在躯干部及四肢近端，典型皮疹为钱币大小红斑，周边有少许皮屑。皮疹全部发出后，慢慢会消退！玫瑰糠疹一般无自觉症状！可服用板蓝根冲剂，不必服用抗生素等。如果痒，服止痒药氯苯那敏（扑尔敏）。如果有条件，去医院照射紫外线，可加速皮疹消退！发疹期间应避免海鲜等刺激性食物，勿饮酒。

问：玫瑰糠疹好了之后，是不是身体有免疫力，不会再得了？

答：一般来说，玫瑰糠疹一辈子就得一次！大多在中青年时发病。复发的极个别！但本病的病因仍不清楚。怀疑是病毒感染，但至今没有找到确凿的证据！

问：我的玫瑰糠疹已患了好几个月，还不见好，是怎么回事啊？

答：玫瑰糠疹的自然病程一般是6～8周。若几个月还不见好，很可能不是玫瑰糠疹，建议去医院检查确诊。

烟酸缺乏症

问：女，71岁，腹痛腹泻2个月，发现小肠憩室1个月，近20天进食少，大便稀，手足背出现暗红色大片皮疹。是什么病？

答：这是烟酸缺乏症，称为糙皮病。由于腹泻及进食少，使烟酸和色氨酸长期摄入不足而引起。主要表现为皮疹、腹泻与痴呆。治疗一方面积极治疗小肠憩室，另一方面补充烟酸，每天100～300毫克，必要时静脉补充，可很快好转。

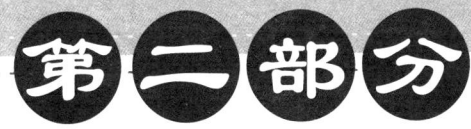

感染性皮肤病

手足癣、体股癣

问：手足癣怎么治疗？

答：治疗真菌引起的癣，如体癣、股癣、足癣、手癣，现在常用咪唑类抗真菌药，如酮康唑软膏、咪康唑软膏、益康唑软膏、克霉唑软膏、联苯苄唑软膏或溶液、特比奈芬软膏、萘替芬软膏、环吡酮胺膏、复方苯甲酸软膏、十一烯酸癣药水等。治疗体癣、股癣的同时应治疗足癣！注意保持局部清洁、干燥。

问：脚气能根治吗？每次治好了，为什么又会复发？

答：脚气专业上称为足癣，是由真菌引起的。这类真菌在自然界无处不在，尤其在温暖、潮湿的环境。足部、尤其是趾间正好具备这样的环境，而且患了足癣机体并不产生免疫力，所以足癣反复发作，特别是在南方，湿热的环境下复发是不足为奇的。好在治疗足癣的药物很多，对手足癣的治疗应彻底，需要连续用药2～4周。

问：股癣、体癣能治好吗？用什么药能彻底治好？

答：股癣是指长在大腿内侧及臀部的癣，体癣则泛指长在光滑皮肤上的癣。治疗药物与治疗手足癣的相同，可外用酮康唑、联苯苄唑或特比萘芬软膏！同时治疗手足癣！注意局部清洁及干燥！对面积大、病变范围广或顽固难治的体癣及股癣，除外用药外，可内服伊曲康唑（斯皮仁诺）或特比萘芬。这两个药均为处方药，而且有一定的副作用，一定要在医师指导下服用！肝功能不好者不主张服用。

问：我弟弟16岁。两个星期前大腿内侧近阴囊处有红疹子出现，奇痒。用了三九皮炎平膏后愈加严重。他又不敢去医院。不知该用何药？

答1：夏天天气炎热，在男性大腿根部容易长癣（称为股癣）。小男孩羞于启齿，不好意思去医院检查。成年男性，在湿热的天气，大腿根或臀部出皮疹，痒，首先需考虑股癣，可先按股癣治疗。常用酮康唑软膏，咪康唑软膏，联苯苄唑软膏或溶液、特比奈芬软膏、十一烯酸癣药水等，同时治疗足癣。注意保持局部清洁、干燥。该部位不要用含激素的药膏，如皮炎平等，激素能暂时止痒，但癣会越用越重的！派瑞松软膏、复方曲安奈德软膏等含有激素，仅适用于炎症明显的癣。连续使用两周后，可能在大腿内侧造成萎缩纹（外用激素药膏的不良反应），对大腿内侧的股癣不主张用。

答2：司机长时间坐在驾驶舱内，在湿热季节容易犯股癣。癣不但长在大腿内侧，还长在臀部。这是真菌感染性皮肤病，不应外用激素药膏，在大腿根部也不要用含激素的药膏如派瑞松膏。多注意清洗，并保持干燥。可外用十一烯酸癣药水，也可用达克宁膏、兰美舒膏等。

❓ 手足癣与手足湿疹如何区别

问：我妈妈足背有一片皮疹，痒，好几年了。现在皮疹增厚，痒得厉害？外用足癣药没有效果，请问这是足癣吗？

答：先要明确诊断，是足癣，还是皮炎。足癣一般长在足底及足趾间。足背上的皮疹以慢性皮炎可能性大。建议以茵陈10克，苦参20克煮洗，泡足，然后外用派瑞松软膏或复方曲安奈德膏，揉进药物后，以保鲜膜包上，白天外用鱼石脂软膏。好了以后继续每周外用两次药，以巩固治疗。

问：我母亲54岁，手掌皮疹已近20年。夏天手掌出水泡，非常痒，冬天很干，会裂口。外用过治疗湿疹的药，也涂过各种护手霜，都没有效果。该怎么治呢？

答：手掌皮肤病，常见有两个可能：手癣及湿疹。手癣常始于一侧手的虎口或某手指，逐渐蔓延，最终可发展至双手。湿疹常开始就两只手都有皮疹；手癣患者一般不怕碱性等刺激物，与过敏无关。湿疹者接触碱性物会加重，与过敏有关，瘙痒明显。手癣者可伴灰指甲，湿疹者一般不伴；手癣外用癣药膏，湿疹外用激素膏等。关于手湿疹的治疗，请参阅湿疹节。

甲　癣

问：灰指甲有什么有效的方法？

答：灰指甲是由真菌引起，医学上称为甲癣！治疗灰指甲一定要有耐心，因为指甲每周长1毫米，趾甲每2周才长1毫米，加上甲十分坚硬，药物不易进去！治疗有外用药，如环吡酮胺（环利）软膏，30％冰醋酸液，每天晚上以醋泡的棉球放在病甲上；5％阿莫罗芬甲涂剂（罗美乐），每周只需用药一次；8％环吡酮甲涂剂等。为提高治疗效果，外用药前，应尽量将病甲修薄。

问：治疗手足癣或甲癣，除外用药外，有内服药吗？

答：若手足癣广泛，又有体癣及股癣；或多个甲患病，则可以内服药。常用的有伊曲康唑（斯皮仁诺）、特比萘芬及氟康唑等。由于服用时间较长，而且药物有一定的副作用，一定要在专业医师指导下服！服药期间需定期查肝功能。肝功能不好者不主张服用。

花斑癣（汗斑）

问：22岁，前胸、后背及手臂上都长有汗斑，很长时间了，要用什么药？怎么用？

答：汗斑即花斑癣，是由糠秕马拉色菌引起。在天气炎热、潮湿的环境下容易患病。首先，应尽量保持皮肤干燥，洗澡可用采乐（2%酮康唑）洗剂，在皮肤上停留数分钟后洗去。洗澡后及每晚睡前可外用联苯苄唑溶液或酮康唑软膏或咪康唑软膏等。勤换内衣。若范围广，反复发作，可以在医生指导下口服伊曲康唑片。治好后，内衣应洗烫。

问：女，16岁。我想问由汗斑而留下的色素减退斑能不能治好？

答：有的花斑癣治好后，可在原来皮损部位留下色素减退斑，称为寄生性白斑。寄生性白斑不是白癜风，是可以慢慢恢复的。日光浴可有助于色素的恢复。

融合性网状乳头瘤病

问：本人女，22岁。颈部、前胸、腋下长了许多凸起的小颗粒，有好几年了，病理检查说是"融合性网状乳头瘤病"，这病应该怎样治疗，有没有治愈的可能？

答：网状融合性乳头状瘤是由糠秕马拉色菌引起的。外用联苯苄唑溶液，洗澡时用采乐洗剂。皮损广泛者可以服用伊曲康唑，每天200毫克，连服7天（此药应在专业医生指导下服，肝功能不好者不能服）。治愈后洗烫内衣及床上用品。

念珠菌性龟头包皮炎（男），念珠菌性外阴阴道炎（女）

问：我22岁，患有念珠菌性龟头炎，平时有尿急症状，很苦恼。

答：念珠菌性龟头炎与包皮过长有关，建议作包皮环切术。平时每天应翻起包皮，认真清洗。外用酮康唑软膏、咪康唑软膏或克霉唑膏，连用10天。对顽固病例可口服伊曲康唑或氟康唑药片（需医生处方）。此外，性伴侣若有念珠菌性阴道炎，则一定要同时治疗。

问：男，60岁，患糖尿病、龟头包皮炎。医生嘱清洗后用洁尔阴涂，沿用至今，仍不能根除。请问怎样能根除？

答：糖尿病患者由于血糖高，很容易发生皮肤感染，如毛囊炎、疖肿、手足癣、甲癣、念珠菌感染等。糖尿病人容易在阴部发生白色念珠菌性感染，男性多见念珠菌性龟头包皮炎，女性则为念珠菌性阴道炎。关键是治疗糖尿病，控制好血糖水平。男性若包皮过长建议作包皮环切；睡前清洗，有炎症时外用达克宁软膏。女性阴道内可用达克宁栓或放置制霉菌素片。有时需夫妻双方同时治疗。

带状疱疹

带状疱疹是由水痘-带状疱疹病毒引起。小时候得过水痘者，该病毒就一直在体内，伺机而动。多数人要到50岁后，身体抵抗力下降了才会犯带状疱疹。少数年轻人由于过劳或患重病，或服用免疫抑制剂等药物，使机体免疫力下降，则会在年轻时得。

问：背上出现皮疹1周。开始2天痒，现在是刺痛不能碰，连带腋下都很痛，我擦了咪康唑氯倍他索膏，没有缓解，请问这是什么病？要紧吗？

答：是带状疱疹。不应外用咪康唑氯倍他索膏。应口服抗病毒药如阿昔洛韦，每天5次，每次800毫克，或伐昔洛韦，每天3次，每次1000毫克。同时服用维生素B_1及维生素B_{12}。外用炉甘石洗剂。若疼痛明显，睡前可服一片多塞平或镇痛片。

问：我额头前几天长了很多像痘痘一样的东西，痛，现在长到眼睛了，去看医生说是蛇缠头。有什么方法治疗？

答：这是带状疱疹，侵犯了三叉神经支，特别是长到了眼睛，有可能侵犯角膜，成疱疹性角膜炎，应积极治疗，服用抗病毒药。应请眼科大夫检查眼的受侵情况。外用阿昔洛韦眼药水，同时口服维生素B_1及维生素B_{12}。疼痛严重时服止疼片或安眠药。应去医院诊治。

问：我婆婆62岁，今年2月份确诊为带状疱疹，住院治疗15天，但是现在没治愈。目前疱疹溃烂，疼痛部位无知觉。该怎么办？

答：带状疱疹常在五六十岁时发病。自然病程2～3周。由于侵犯外周神经，除成簇水疱外，疼痛也是一个突出症状。带状疱疹有特效药如阿昔洛韦等，关键是早诊断、早治疗。个别体弱患者，皮疹可严重，出现血疱、坏死、溃疡等。目前，首先要改善患者一般情况，局部可按烧伤溃疡处理，理疗，伤口慢慢会愈合的。

问：治疗带状疱疹有什么特效药吗？

答：常用的有阿昔洛韦、泛昔洛韦、伐昔洛韦等。严重时可静脉给药如阿昔洛韦、喷昔洛韦，每8～12小时一次，每天静点2～3次。肾功能不好者慎用。外用药有阿昔洛韦软膏及喷昔洛韦软膏。内服药均为处方药，应在医生指导下使用。用药期间应多喝水。

带状疱疹的治疗最好在起疹72小时内开始，若皮疹已出现7天以上，则服抗病毒药的意义不大了。可服神经营养药如维生素 B_1、维生素 B_{12}。

问：**我已服了7天药，带状疱疹疹子已消，只剩痕印儿了。请问还需要继续服药吗？体内还有没有病毒了呢？**

答：带状疱疹的自然病程为2～3周。发病后服药约10天就够了。患带状疱疹后，机体产生免疫力，清除了病毒，因此不会再犯。一般，带状疱疹一生中只会犯一次！若犯第二次，应该考虑机体免疫功能有缺陷，如长期服用了抑制免疫功能的药物，或身体特别虚弱等，建议去医院做体检。对于老年人，应注意检查是否患有肿瘤。

带状疱疹相关的疼痛

问：**男性，75岁。3个月前右半面部患带状疱**

疹，痂早已脱落，但仍头痛难忍。请问有何特效药或辅助疗法，可以减轻疼痛之苦。

答1：带状疱疹由于病毒侵犯了神经节及外周神经，因此，带状疱疹患者可以从一开始就有疼痛的感觉。它的特点是皮肤十分敏感，手摸、衣服蹭就会引起疼痛。炎症在神经上造成的创伤成为"疤"，有时在皮疹消退后，在"疤"的吸收过程中，可不断造成皮肤疼痛、刺痛等不适。专业上，将带状疱疹发生3个月后仍然仍在的疼痛称为"带状疱疹后遗神经痛"。炎症越重，"疤"越明显，后遗痛就越显著，持续时间越长。因此，犯了带状疱疹要早诊断、早治疗。炎症轻，后遗痛的发生机会就少，即便有也是程度轻，持续时间短。

2：带状疱疹后遗神经痛的治疗较为棘手，大体有以下几类方法：①内服药，如普瑞巴林、加巴贲汀、卡马西平、多塞平、吲哚美辛（消炎痛）等；②外用药，如利多卡因凝胶或贴剂，辣椒碱软膏等；③理疗，如紫外线照射、超短波、微波，家中可用电热毯等；④封闭治疗；⑤手术。以上治疗方法均应有专业医生指导。目前不少医院设有疼痛门诊，如我院是由麻醉科医生应诊的。

问：我母亲65岁，患带状疱疹已有4个月，经过治疗神经痛已大为好转，但是腰部皮肤还是不能碰，一碰就疼，请问如何治疗？

答：带状疱疹后遗痛有一个特点，就是接触后痛。皮肤特别敏感，一碰就疼。我常建议患者以绸布或腹部手术后的腹带将患处紧缠，这样身体转动时是绸布或腹带与外衣接触，而不是衣服直接与皮肤接触，不妨试试。此外，局部外用5％利多卡因软膏，作理疗可能有帮助。后遗痛慢慢会减轻的，但疼痛持续时间因人而异，个别人可持续数年。

水 痘

问：小孩出水痘需要注意点什么呢？

答：水痘由水痘-带状疱疹病毒引起的。有传染性！患了水痘，应在家中休息，不要去公共场所，不应去托儿所、幼儿园、学校，直到痂完全脱落。多喝水，可口服板蓝根冲剂。在此期间，不要接触别的小孩，特别是不要接触正犯湿疹的婴幼儿和小孩子。

问：23岁，女性。这两天出水痘，脸、脖子、背和胸前、腹部特别严重，请问期间有什么忌口吗？需要服药吗？

答：成人水痘并不少见。水痘传染性很强，患了病需要隔离至水痘的痂全部脱尽，特别注意不要接触小孩子。在发病24小时内，口服阿昔洛韦，每次800毫克，每天4次，连续5天（指成人）。可外用莫匹罗星（百多邦）或复方多粘菌素膏以预防感染。

多喝水。如发烧，应去医院传染科。

单纯疱疹及复发性生殖器疱疹

问：上唇突然长了一堆小水泡，又红又疼。应该怎样处理？

答：这是单纯疱疹，由Ⅰ型单纯疱疹病毒引起。典型损害为数个集簇在一起的小水疱，可在高热后发生，自然病程5～6天。有的人可反复发作，很影响情绪。对偶尔发作的，只需外用阿昔洛韦软膏或喷昔洛韦软膏即可。反复发作者，为预防发作，可口服阿昔洛韦片，400毫克，每天2次，连续数月，甚至一年或更长。此外，注意休息，避免过劳，增强体质。

问：生殖器疱疹需要用什么药治？

答：生殖器疱疹由Ⅱ型单纯疱疹病毒引起。发生在外阴部如男性的阴茎、龟头，女性的阴唇，外阴黏膜上数个集簇的小水疱，很容易破溃成点状糜烂。本病有较强的传染性，通过性接触传播。生殖器疱疹若反复发作，称为复发性生殖器疱疹。如果偶尔犯，则发作时口服阿昔洛韦，每天5次，每次400毫克，连服5～7天。局部外用阿昔洛韦或喷昔洛韦软膏。若每年发作次数在6次以上，则需长期（一年，甚至更长）口服阿昔洛韦，每天2次，每次400毫克。该药是很安全的，可以长期服用。服药期间应多喝水。

幼儿急疹

问：宝宝26个月，7月31日发烧，到8月2日热度未退。去医院就诊，血常规化验白细胞3.4，医生诊断是病毒性感冒，配了鱼腥草和美林。3号上午退烧后，面部开始发疹，到晚上身上也发了很多，但不痒，大腿上只有少许。

答：婴幼儿高热，烧退出皮疹要考虑幼儿急疹的可能。幼儿急疹的特点是先高热3～5天，烧退后出疹，疹子从颈部开始，逐渐往下。这是病毒引起。多喝水，在家好好休息即可。

问：孩子出幼儿急疹能出门吗？是不能见风吗？

答：幼儿急疹可通过飞沫传染，应该在皮疹消退后再去公共场所。可以见风。

问：孩子15个月，前天低烧，昨天开始起疹子，脚上先起，后遍及全身，不痒。医院说是扁桃体发炎，开了头孢吃，但无法判断是什么疹子。

答：2岁以下小孩烧退后出疹，常见的是幼儿急疹。特点是烧退后出疹，疹子从颈部逐渐往下。本例显然不是。从皮疹形态看，可能是对感染的反应。

风疹

问：朱大夫，您好！请问风疹一定会出在脸上和脖子上吗？

答：风疹一般症状轻微，容易被忽略。一般面部先出现皮疹，之后逐渐向下发展。同时耳后、枕部的淋巴结可肿大。

病毒疣

寻常疣、扁平疣、跖疣、丝状疣、尖锐湿疣等都是由人乳头瘤病毒（HPV）引起。已知HPV有100多个亚型。感染皮肤或黏膜后可使表皮细胞增生，引起乳头状瘤或疣。不同型HPV引起不同的疣，如寻常疣及跖疣大多由HPV1、HPV2、HPV4型引起。扁平疣大多由HPV3、HPV10型引起。尖锐湿疣通过性接触传染，是一种常见的性传播病，大多由HPV6、HPV11型引起，少数由HPV16、HPV18型引起。HPV16、HPV18型长期感染女性宫颈可以引起宫颈癌，应予重视（尖锐湿疣另有专门讲述）。

扁平疣

问：什么是扁平疣？

答：扁平疣由人类乳头瘤病毒（HPV）引起，是扁平、淡褐色的丘疹，好发于面部及手背。患者大多为青少年。感染后，病毒仅在表皮中，不引起皮肤炎症，也不进入血液，因此表皮常与病毒处于和平共处状态，疣在皮肤表面长期存在。有意思的是，病毒在体表待时间长了以后，由于无人搭理它，可能感到很无聊，会突然撤走，疣在短时间内消失殆尽，而且撤之前，会向主人打个招呼，表现为皮肤稍微发红，有些痒，也算是道个别吧，所以，民间对疣有"千日疮"一说，即千日内疣可不治自愈。

问：扁平疣有什么治疗方法？

答：目前一般采用各种外部手段，挑起皮肤与病毒的斗争！只要挑起了与病毒的斗争（表现为皮肤发红，有炎症），则病毒必败无疑。最常用、也最简单的治疗方法是冷冻，还可用激光，外用药如维A酸、4％甲醛溶液、2.5％或5％ 5-氟尿嘧啶软膏、5％咪喹莫特凝胶、中药鸦胆子的仁等。用药后，一旦皮肤发红，就有了治愈的希望，但要掌握好火候，不能一红就停药。所以本病应该在有经验的医生指导下治疗。

问：我听说有服薏仁米治好的，大夫，可以吗？

答：吃蒸熟的薏仁米粥对少数患者有效，可以一试。每次20~30克。

问：我现在每天用陈醋涂扁平疣，皮肤变红了，不知能否有效果？

答：最好不但要红，还要有些肿、痒，这就表明皮损消退有希望了。

问：扁平疣有传染性吗？

答：扁平疣在自己身上有一定的传染性。表现为皮肤不小心划破后，或试图用手将疣抠去，结果在外伤部位可以出现呈线状排列的扁平疣。

在人与人之间一般是不会传染的。

问：我身上也长了好多扁平疣，这是怎么回事啊？

答：扁平疣好发在面部、手背。若从小就长，不但面、手，而且身上、下肢也长，数量不断增多，建议去医院查一下原因。需除外"疣状表皮发育不良"的可能。

寻常疣

问：我手背上1年前长了个刺儿疣，没有管它，1个月来附近又长了好几个，怎么办？

答：这是寻常疣。好发在手指、手背及面部。由HPV病毒引起。如不治疗，数量会逐渐增多。首选治疗方法是冷冻，也可用激光。有时母疣消除后，其他疣会随之消失，所谓"树倒猢狲散"。对顽固难治的疣也可采用具有腐蚀作用的强酸、强碱，但一定要在有经验的专业人员指导下治疗。

问：指甲边疣，已冷冻好几次，还是长出来。我需要再冷冻吗？

答：甲旁疣治疗首选也是冷冻。反复发作者的治疗十分棘手。你的皮损较为局限，可考虑用光动力学治疗。

跖　疣

问：我脚上长疣一年，一开始一两个，现在有十多个了，虽不疼不痒，如何根治？

答：跖疣是指长在足底的疣。跖疣的治疗较为困难，常用的有液氮冷冻。用具有腐蚀作用的药物，如高浓度水杨酸药膏，也可外用5％5-氟尿嘧啶软膏或5％咪喹莫特乳膏。可采用光动力学治疗。点伊可尔，用药前一定要认真阅读药物说明书，以上治疗一定要有医生的指导。用药时应注意保护好周围正常皮肤，以免灼伤。用有抗病毒作用的中药泡足。

问:我的疣疣很严重,一个个连起来跟蜂窝一样,已经好几个月了!怎样治疗呢?

答:可以试用光动力学治疗。先外用 10%～20%艾拉液,数小时后以激光照射,整个治疗过程需避光进行。这个疗法,国内许多医院的皮肤科都在开展。也可外用 5%咪喹莫特乳膏,用药前一定要认真阅读药物说明书。

尖锐湿疣

问:我老公 29 岁,阴茎根部长了个瘊子,瘊子外表小刺刺状,3～5 个月,上个月已经冷冻了。请问这个是 HPV 病毒引起的吗?是通过什么途径传染上的?本月我做病毒检测,发现感染了 HPV 病毒,外阴部位长了一个类似乳头状瘤,是我对象传染我的吗?

答:尖锐湿疣是性传播病,可通过性接触传染。引起尖锐湿疣的 HPV 病毒,多数是 6 型及 11 型,为低危型,少数是 16 型、18 型等,属于高危型。后者是女性宫颈癌的重要发病原因。因此,患了尖锐湿疣应该去医院检查,不但应积极治疗,还应该查清是哪一型的感染,这对女性尤其重要。

问:尖锐湿疣除激光外,外用药物哪个药最好啊？有没有推荐的呀？

答：尖锐湿疣是性传播病。生活上首先要注意，避免相互传染。治疗除了常用的冷冻、激光外，外用药有疣脱欣（鬼臼毒素）液、5%咪喹莫特凝胶等。对顽固难治的可用光动力学治疗。具体要根据病情及当地医疗条件而定。尖锐湿疣虽然由病毒引起，但服用伐昔洛韦、阿昔洛韦是没有治疗效果的。

问：本人24岁，尖锐湿疣患者。疣体已用激光打掉，且打了一周的白介素。现在11天没有复发，今天去医院复诊，医生又给我开了7支白介素，这药在医院买，7支要800元。请问注射白介素能预防湿疣复发吗？

答：无论注射白介素还是干扰素，对尖锐湿疣的疗效均不肯定。因此，一般是不用的。尖锐湿疣的复发大多要在一两个月后才显现出来。预防复发，一是治疗要彻底，二是杜绝再感染，三可外用干扰素凝胶（尤靖安）等。

问：本人女性，28岁。医生说我有假性湿疣，很害怕！假性湿疣是怎么回事啊？

答：假性湿疣有些是生理性的，是正常的，根本就不必治疗。有些可由于白带多，炎性刺激造成。治疗针对炎症。若是生理性的，假性湿疣很可能消不了。需要重申的是假性湿疣并不是病！没有传染性。不必为此担心。

丝状疣

问：我妈妈颈部、腋部长了不少小肉刺，该怎么治？

答：这是丝状疣，在中老年人中很常见，尤其体态已发福的。好发于颈部及腋窝。数量不等，有时可以很多，有数十个甚至上百个。丝状疣的治疗最常用冷冻，也可用激光点灼。民间以头发丝缠绕根部也可去除。我科门诊护士用消毒的眼科小剪刀直接将疣剪去，又快又好，当然视力要好，手要巧。

问：我腋下长了个丝状疣，比黄豆粒还大，请问怎么去除呢？

答：激光或冷冻。也可用细丝线扎在底部，逐渐收紧，几天就可以掉了，掉后外用消炎膏，不必服药。有时"丝状疣"的底部有个蒂，整个肿物触之是软的，这可能是软纤维瘤（或皮赘），处理方法是一样的。

传染性软疣

问：传染性软疣如何治疗？有没有口服药？

答：传染性软疣好发于儿童及青年女性。由病毒引起。主要通过直接接触传染，也可通过共用浴巾或搓澡巾传染。多见于前胸、后背，也可见于面、颈部及身上任何部位。为皮肤色半球形的丘疹，表面光滑。数量从几个至几十个不等。大多无自觉不适。治疗的方法是用消毒镊子夹，挤出其中的疣体。压迫止血后外搽2.5%碘酒。对挤出的软疣小体不能乱扔，应该焚毁。软疣小体中有病毒，接触后有可能会染上疣。因此，挤疣应该去医院。目前尚无口服药。

丹　毒

问：我父亲前几天小腿大片发红，发烧38℃，医生说是丹毒，怎么治？

答：丹毒由溶血性链球菌引起。好发部位一是小腿，二是面部。前者常由足癣引起，后者可因抠鼻或抠耳引起。丹毒时皮肤发红，发热，可发烧至38～39℃。需要注射青霉素治疗（皮试阴性后），疗程要足，连续注射2周，否则容易复发。若小腿丹毒反复发作，小腿皮肤可肿胀，成为象皮肿。

问：我小腿丹毒几乎每年都会犯。每次犯，就发烧，很难受。有什么办法可以不复发？

答：丹毒容易复发有几种可能：一是治疗不彻

底，一般丹毒治疗需用药 2 周。若烧一退，就停药，实际上细菌并没有完全消灭；二是腿上或脚上有感染灶，如足癣、小腿皮炎，给了细菌进入皮肤的机会；三是老年人血脉流通不太畅通，特别有静脉曲张，也是造成容易复发的原因。

毛囊炎、疖肿

问：男 23 岁，手臂、大腿长毛囊炎，后背、屁股也有，偶尔会痒，怎么治疗呢？

答：急性毛囊炎外用消炎药膏如莫匹罗星软膏（百多邦软膏），复方多粘菌素软膏等。如果炎症明显，可内服强力霉素（多西环素）。

慢性反复发作的，应先查一下原因，如是否有糖尿病等系统性疾病，并针对原发病做治疗。在好发部位，每天外用聚维酮碘溶液或碘伏。平时注意个人卫生，注意皮肤清洁。加强屋内消毒。勤洗内衣。建议全身紫外线照射。

问：我在面部人中处长了一个疖肿，黄豆大小，疼痛难忍，外敷 3 天芙蓉膏不见效果，请问可采取什么措施？

答："人中"在医学上属于危险三角！因为该部位的血管直通颅内，所以发生在该部位的感染病变，切忌挤压！应该服用抗生素，外用复方多粘菌素软膏或鱼石脂软膏。

问：女，27岁，口周反复长脓包，有点疼、痒，摸起来有硬块，已持续快2年，只要稍微吃点辣椒就长，请问如何治疗？

答：首先要搞清是毛囊炎，还是复发性单纯疱疹，若是毛囊炎，建议平常外搽酒精或聚维酮碘液，有脓包时外用百多邦膏或复方多粘菌素膏。注意鼻孔卫生，每天2次滴氯霉素药水。别吃辛辣食物。

脓疱病（黄水疮）

问：请问脓疱疮有没有好的治疗方法？

答：脓疱疮俗称黄水疮，脓液有传染性。若在集体场合，应隔离，毛巾单独用。本病多见于儿童，好发于口周及鼻周。治疗首先是清洁，以具有消炎作用的药水清洗局部，然后外用消炎膏，如莫匹罗星软膏（百多邦）或复方多粘菌素软膏。若皮疹多，炎症明显时需内服抗生素。脓疱病只要注意卫生，很少反复发作。

虫咬皮炎

春夏季节，天气炎热，昆虫滋生，被各种虫咬者明显增多。对于易被虫咬者，建议备一瓶复方薄荷脑软膏（又称曼秀雷敦薄荷膏）或无极膏或皮炎平软膏，一旦被虫咬后，就立即涂上，并多揉一会儿，促进药物吸收，可明显减轻虫咬后的反应。不妨试试。

虫咬后的皮肤反应因人而异，也因所咬虫子的不同而异。

先说"因人而异"：虫咬时，虫体释放出毒素，皮疹的轻重主要取决于机体对这些毒素的反应。有的人可无反应或反应很轻；有的人会在被咬的部位起一个丘疹，风团（像风疹块样），自觉痒，短则数小时，长则1～2天才会消退；有的人，主要是儿童及女性，可以在虫咬部位长出一个水疱，有时疱可如蚕豆般大。以上两种专业上称为"丘疹性荨麻疹"。还有过敏体质者，由于对毒素过敏，可在远离虫咬的部位出现像风疹块那样的皮疹，痒。

再说"因虫而异"：常咬人的虫子有蚊虫、臭虫、跳蚤、虱子等。虫在吸吮人体液的同时，也会释放出一些毒素如蚁酸、组胺、激肽和其他蛋白类毒素，引起皮疹及瘙痒。蚊虫咬多在外露部位。臭虫常昼伏夜出，白天躲在床板缝隙中，晚上出来觅食。它的活动很慢，所以被咬部位往往呈线状、一串几个。跳蚤的弹跳能力惊人，能从地面蹦到小腿上叮咬，所以皮疹大多在小腿及足背上外露的部位。

丘疹性荨麻疹大多是虫咬所致。若家中有宠物，应注意宠物的清洁卫生。若外出在草丛中，应注意穿长裤，扎紧裤口。若出现皮疹，可外用炉甘石洗剂、复方薄荷脑软膏（曼秀雷敦薄荷膏）以止痒，也可外用艾洛松、无极膏、皮炎平等软膏止痒、抗过敏。一旦被虫咬后，就立即涂上，并多揉一会儿，促进药物吸收，可明显减轻虫咬后的反应。凡含樟脑、薄荷的外用药如风油精等都有止痒作用，只是清凉油、风油精中樟脑、薄荷浓度高，对小儿及皮肤柔嫩部位有刺激性，应慎用，也不要用于眼周，不能用于黏膜部位。

问：我在公园被蚊子咬了，第二天小腿出红疹，今天成了大片红肿、发硬、很痒，怎么办？

答：虫咬后，局部明显红肿有两个可能，一是对虫咬毒素的反应或过敏，可短期服泼尼松，如第1天顿服3片，第2天2片，第3天1片（共服6片）。或第1天顿服4片，第2天3片，第3天2片，第4天1片（共服10片）；二是发生了细菌感染，此时应服用抗生素。前者主要症状是痒，后者主要症状是痛。区别两者很重要，因为若是感染，是不宜用泼尼松的。不管何种情况，都应去医院，在医生指导下内服药及外用药治疗。

问：前两天外出旅游，在草丛中行走后，小腿上出了好几个被虫咬的红包。这几天，身上也起了包，很痒，这些部位并没有被虫咬，是怎么回事啊？

答：前面写了：昆虫"在吸吮人体液的同时，也会释放出一些毒素如蚁酸、组胺、激肽和其他蛋白类毒素"。当机体对这些物质过敏时，可在身体其他部位出现荨麻疹样的皮疹。此时，除了外用药外，还应该服用抗过敏药物，如氯雷他定、氯苯那敏（扑尔敏）等。

问：我昨天小腿被蚊虫叮咬后，红肿、痒。今天小腿上出了一条红线，是怎么回事？严重吗？

答：过敏体质者，对虫咬的反应可以出现大片水肿性红斑，有时还可能引发淋巴管炎，从红肿区向上出现一条红线。这种红线如果出现在虫咬后当天，则很可能是过敏性的，不必特殊处理。如果出现在几天后，则可能是虫咬部位发生感染后引发的。此时虫咬部位疼痛，应服用抗生素。

问：宝宝34个月。前几天左小腿蚊虫叮咬后挠破了，没在意，后来伤口越变越大，现在已有五分钱硬币大小，伤口有黄水渗出，请问是什么情况？

答：虫咬引起的疹子，可因继发细菌（金黄色葡萄球菌及链球菌）感染成为脓疱病（俗称黄水疮），尤其是小孩。脓液有传染性。目前应按脓疱病治疗，以0.05％黄连素液或其他消毒液清洗伤口，及时清除脓液，外用消炎药如莫匹罗星（百多邦）或复方多粘菌素软膏，必要时需服用抗生素。

问：1个月前左小腿肚发痒，抓后出现一片小疙瘩，到医院说是虫咬引起的。现在皮疹从小腿蔓延到了膝盖上方，并且左手肘部也出现了这种小疙瘩，请问该如何处理？饮食上应注意什么？

答：很可能虫咬皮炎发生了湿疹化改变。原因一是过敏体质，二是抓得太厉害诱发了湿疹化改变。治疗首先抗过敏，服用抗过敏药及清热解毒的中药如清开灵或双黄连口服液。最近饮食应清淡，忌酒，保持大便通畅。其次尽量别抓，外用止痒药，包括激素药膏如艾洛松、曲安奈德软膏（去炎松）等。

疥　疮

问：疥疮是怎么得的？如何治疗？

答：疥疮由疥螨引起，这可以寄生在人的皮肤。疥疮有传染性，主要通过直接接触传染！因此，在集体宿舍或家庭成员常常可多人患病。得了疥疮一定要及时治疗。若有数人集体得病，一定要同时治疗。药物有：10%（儿童用5%）硫黄软膏，从颈部以下，涂遍全身，尤其是皮肤褶皱处，包括手指间，阴肛部。连涂3天后洗澡，更换全部衣服及床单。还有丙体六六六乳膏（林旦、疥灵霜），只需用药一次，12

小时后洗去，用药部位同上。该药有神经毒性，有神经系统疾病者不宜外用。此药应在医生指导下用。

问：我弟弟曾犯疥疮，已经好了。但阴囊上还有一结节，很痒，请问是什么呢？是跟疥疮有关的，还是别的什么皮肤病呀？

答：阴囊上的很可能是疥疮结节。疥疮好发在皮肤褶皱处，如指间、女性乳房下、外阴部。阴囊皮肤松弛、沟纹多，疥虫入侵后，皮肤将其包裹起来，虫体死在其中，成了异物，血液中白细胞等纷至沓来，"愚公移山"慢慢将其吃掉，这个过程皮肤上表现为结节，自觉痒，约两三个月将虫消化后结节才会消失。痒可外用丁香罗勒膏或皮炎平膏。

问：网上介绍的一种药"疥舒"，听介绍效果挺好的，可以购买吗？

答：不清楚这个药。对网上的内容要分析。作为药物，应有国家批准。要使用有"国药准字"的药物！

阴虱病

问：我朋友患了阴虱，请问要怎么治疗？他已经把阴毛全剃了，用了林旦乳膏和硫黄皂，会不会同时患上其他病？需要做其他检查吗？

答：诊断阴虱病有两个要点：一是阴毛上见到活动的小白点，用放大镜可见虫体。二是内裤上有褐色斑点（是咬后出的血）。

治疗首先是剃去阴毛（需烧毁！勿乱扔），阴虱的治疗在剃去了阴毛后，外用10％硫黄膏，丙体六六六（林旦），林旦外用12小时后需洗去。也可用百部酊，1％扑灭司林液（permethrin，即苄氯菊酯）。一周后重复用药一次。内裤烫洗。

阴虱多数是通过性接触传染，若在密切接触者中有类似症状的，需同时治疗。若有不洁行为，有可能染上其他性病，应去医院检查。

隐翅虫皮炎

问：打死了毒隐翅虫，脸上又肿又痛，还起了水疱，该怎么办呢？

答：这是隐翅虫皮炎。隐翅虫体液是强酸性的。正确的方法是将隐翅虫逐出皮肤，而不是就地"正法"，更不要在皮肤上将其碾碎！若碾碎了，应立即用大量清水冲洗，否则隐翅虫强酸性的体液就会刺激皮肤，出现水疱。

毛虫皮炎

问1：我20岁，前天去动物园，回来后身上长满了红包，这两天越来越多，特别痒，请问该怎么办？

问2：我昨天摘了点香椿树叶，小树约一米高，周围紧挨着灌木丛及杂草，不知被什么碰到了胳膊，迅速鼓起一片疙瘩，还伴有麻麻的刺痛，现在一直麻、刺痛，怎么回事，怎么办？

答：可能与虫咬有关。有一种毛虫皮炎：系指由蝶蛾幼虫表面的带毒刺毛刺激人体皮肤后出现的急性反应。本病多由桑毛虫、松毛虫及刺毛虫（俗称"痒辣子"）所引起，毛虫的刺毛可直接使皮肤受损。刺毛实际是管状结构，内含对人皮肤有刺激的物质，造成皮疹，自觉灼热、扎痛感。发生部位以颈及外露部位居多。若怀疑是毛虫皮炎，首先应以胶布粘贴于患处，并立即揭去。如此反复，可将刺毛揭去。局部外擦5%～10%氨水、炉甘石洗剂。

蜱叮咬

问：前几天去过森林，现全身二三十个米粒大小虫子头扎于皮肤内，感觉像蜱。

答：是蜱。蜱叮咬人，口器扎入于皮肤中是为特点。此时，不要硬拉，硬拉会将蜱的口器留在皮肤内，将来成为一个异物性肉芽肿。正确方法是拿点着的香烟去烫蜱，这样虫子才会松口从皮肤出来。蜱叮咬可传播一些疾病，皮肤上常见的是慢性游走性红斑，因为螺旋体感染引起，需大剂量青霉素治疗（皮试阴性后）。

第三部分

痤疮、毛发病、腋臭、甲病及鸡眼等

基础知识1：除手掌、足跖外，皮脂腺分布全身，以面部、头皮、前胸及上背皮脂腺密度最高（达800个/平方厘米）。分泌的皮脂与汗腺排出的汗，加上表皮细胞产生的脂（含神经酰胺、胆固醇及游离脂肪酸等）共同在皮肤表面形成一层乳化膜，与角质层共同起着屏障保护作用。敏感皮肤与屏障破坏有密切关系。

基础知识2：皮脂腺的发育与分泌主要受雄激素支配。青春发育后性激素分泌活跃（女性卵巢也分泌小量雄激素），出油明显增多。女性到绝经期，性激素分泌明显减少，出油减少，面部皮肤就会失去光泽，容易出皱纹，显老，所以护肤就格外重要。而男性要到60~70岁出油才明显减少，所以男性往往60岁后，面部还油光锃亮的。

基础知识3：皮肤脂开口于毛囊，出油多了，毛囊口只有开大，皮脂才能通畅排出。青春期，尤其是男性或出油多的女孩，面中部毛孔大是很正常的！青春期容易长粉刺，重要原因是皮脂不能排出，积聚在毛囊上部所致。如果用手去抠，损坏了表皮，发生感染，就成为炎症性痤疮，严重的会留下令人烦恼的痘印或痘坑。

基础知识4：年轻人性激素活跃，出油多是正常现象。皮脂腺分泌多了，要排出去，毛孔就需增大。面中部皮脂腺最为丰富，因此鼻尖及颊部毛孔最易增大。若毛孔太小，油脂排不出，就成为白头粉刺。若堆积在毛囊口的皮脂被氧化，就成为黑头粉刺。一般情况下，不要试图压制皮脂分泌，多清洗，用硫黄皂，外用含硫磺的药水。

为什么青春期爱长痘痘？

痤疮（青春痘）可以说是青春期的标志，大部分年轻人在青春期都会出现程度不等的青春痘。青年朋友们，你们见过几个成年人满脸青春痘，还有痘印的？事实上，青春痘只要不挤、不抠，任其自消自灭，即便留下痘印，也会慢慢消退的。对痤疮这样一个自限性的疾病（过了青春期一般就不长了），要正确对待。

痤疮在青春期会持续存在，时轻时重。尤其在女性，会随生理周期而变化（如在经前加重）。青春期痤疮治疗一般是达到缓解、最大限度地缓解，指望一个也不长是不切实际的。长痤疮者多数是学生，我国痤疮治疗既有许多物美价廉的药物，也有价格高昂的激光、蓝光等疗法，年轻人一定要量力而行。

问：为什么青春期容易长痘痘？是不是内分泌有紊乱？

答：青春期性腺发育及性激素的分泌，使人无论在生理上、心理上，乃至在形体上均发生着深刻的变化。痤疮只是这一系列改变中最容易看到的，但它并不表示内分泌的失调或异常。

问：青春期是什么年龄，到什么时候？

答：青春期是儿童发育到成人的过渡时期，是人的生命长河中一个热血沸腾的时段。始于青春发育时（女孩十一、十二岁，男孩要晚一些），一般止于20岁。青春期以性发育和生殖系统成熟为突出表现，应该十分珍爱青春期，常说"青春一去不复返"！痤疮是青春期的一个外在标志。

问：痤疮能够根治吗？

答：处于青春期的年轻人大多都有长痤疮的经历，可以认为长痤疮是一个生理现象。过了青春期，一般到24～25岁痤疮大多可以自然消退。因此，对待痤疮，首先要有一个正确的心态，治疗只能使其缓解，而且今天治好了，明天还有可能复发。治疗方法有很多，要根据皮疹情况，皮肤的特点等而异。

问：我脸上出油很多，跟内分泌有关系吗？

答：多油与内分泌有关系。青春期性激素分泌增多，其中皮脂腺的发育、分泌受雄激素的影响最大。不管男女，体内均分泌雄激素，当然男性分泌的量要大大多于女性。所以，青春期男性常常是油光满面的，特别是面部、前胸及后背中部，皮脂腺的密度最高，皮脂分泌也最多，为痤疮的好发部位！但需要强调的是，内分泌并没有发生紊乱。女性在经前痤疮常加重，实际上反映了周期性激素水平的变化。

问：鼻翼两侧长粉刺是怎么回事？去医院挑了粉刺留下红色痘印，该怎么办？

答：粉刺是皮脂腺分泌物不能从毛囊口排出，从而储留在毛囊漏斗部所致。皮脂腺分泌受雄性激素的影响，男性雄激素分泌多，所以男生出油明显多于女生。年轻人性激素分泌多（但并没有异常），长几个粉刺很正常。只要不用手去抠，消退后是不会留疤的。

问：本人24岁，女性。脸上痘痘反复长，是否因为真菌感染的缘故？还有真菌感染的痘、痤疮杆菌引起的痘、螨虫引起的痘，都怎么辨别呢？

答：皮肤表面不是无菌的，痤疮丙酸杆菌、毛囊虫（螨虫一种）及马拉色菌（可能是你说的真菌）等都是在皮肤毛囊中正常存在的寄生菌。一定条件下，当繁殖过快，数量过多时，可参与疾病过程。痤疮就是一个例子。痤疮发病与性激素的作用、皮脂腺分泌、毛囊口角化、毛囊内微生物、个体因素等多个因素有关。

问：脸上的痘痘反反复复的长，以后成为一个硬结，很难消下去。要不要去化验一下，看哪方面出问题了？

答：如果不伴多毛、月经不调等，那就是痤疮。若有多数结节，可能是结节性或囊肿性痤疮，治疗较费劲。建议请皮肤科医生看看，决定治疗方案。若是女生，伴有多毛，月经不调等，则应去妇科检查有否多囊卵巢综合征。

出油多、毛孔大怎么办？

问：我是23岁的小伙子。油性皮肤，尤其毛孔比较大，黑头粉刺比较多，这个是内分泌失调的原因吗？怎么调理？

答：痤疮发生在青春期，此期间性腺发育及性激素分泌，皮脂腺分泌主要受雄激素影响，男性由于雄激素水平高，因此出油普遍较女性多。青春期的男性，脸上油多，毛孔粗一些（皮脂要通过毛囊口排出来，想排得通畅，毛孔就得大。否则，毛孔小，皮脂排不出，就容易长出粉刺），正体现男人的阳刚之气，否则，皮肤细腻，岂不成了奶油小生！

如果出油很多，困扰到日常的工作和生活，可以考虑使用一些有控油作用的外用品如含有硫的洁面皂；同时饮食上减少摄入高脂、甜食和辛辣的食物，避免精神紧张和熬夜，因为这些因素会促进出油。如果有黑头粉刺可以使用含有水杨酸的洁面产品洗脸，或外用含水杨酸的护肤品。严重的可外用维A酸类药膏，或采用果酸换肤。对于已经扩大的毛孔，通过外用的方法没有办法彻底改善，可以考虑进行点阵激光或多疗程的光子嫩肤。

问：如何区分白头粉刺与黑头粉刺？

答：所谓白头与黑头，其实是指粉刺顶端是否看得见毛囊开口。若毛囊开口清晰可见，表面呈黑色，则是黑头粉刺。若毛囊开口看不清，表面呈白色，则称为白头粉刺。但不管是黑头还是白头，用粉刺挤压器，均能从毛囊口挤出粉刺，只是黑头粉刺更易被挤出就是了。

问：鼻子上的黑头特别多，出油多，有什么办法吗？

答：鼻子上有黑点，表明毛孔大，毛孔内有积聚物质。

建议：① 注意皮肤清洁、祛油或控油。对油性皮肤，可以含硫黄的肥皂洗脸，也可用洁面乳等。洗完后外用含硫黄的药水（如复方硫黄洗剂）；平时选择油性小的护肤霜外搽。此外，少吃甜食，少吃辛辣食物；② 睡前以手轻轻按摩局部，以使积聚物能及时排出。

问：我脸部的皮肤毛孔粗大，伴有大量的油脂显得脸部油油的，有很多的痘痘或粉刺。这种状态已经有4年了，一直不见好转。能采取什么办法吗？

答：目前控油的产品很多，既有作为药物，也有作为皮肤医学护肤品的（请参阅医学护肤品内容）。建议先买一个小包装试用一下，看看效果如何。有一点：不是最贵的就是最好的，也不是忽悠得最响的就是最好的，自己实际的体验最重要。

问：我是油性皮肤，长痘痘，在眉头长有肿块，有时会痛，挤出来是白色的东西，请问能怎么办？

答：可能是结节性或囊肿性痤疮，建议去医院治疗，千万不要自己挤，这种痤疮容易留下瘢痕。可内服异维A酸胶囊（泰尔丝）。开始2周每天3次，每次1片。以后改为每天2次，取后至每天1片，服药后出油可明显减少。异维A酸内服后有致畸作用，因此女性服药期间绝对不能怀孕，至少需停药3个月才能怀孕。也可以以光动力治疗，有一定的效果。

中年女性痤疮

问：为何女性将近40岁了，还长痘痘呀？

答：这是中年女性痤疮，又称迟发性痤疮。近年来有增多趋势。这种痘痘不同于青春期的痘痘，往往在月经前加重，多发生在口周围和下巴以及颊部。治疗也比较困难。要根据皮损性质、多少决定治疗用药。轻的可内服丹参酮、当归苦参丸，比较重的可以考虑服用一种避孕药达英35（复方环丙孕酮片，每片含醋酸环丙孕酮2毫克，炔雌醇35微克）效果不错。服药前一定认真阅读一下说明书，若有乳腺增生不宜服！此外，可外用消炎药。注意皮肤护理，对皮损不要用手去挤，更不要抠！

达英35是十几年前在我国经过临床试验，经食品药品监督管理局（CFDA）批准，进入我国市场的，是安全的，不会引起内分泌失调。当然作为药物，是有不良反应的，所以服用任何药物前，一定要认真阅读说明书。优思明是更新一代的产品。

❓ 令人烦恼的痘印和痘坑

痤疮印（色素沉着或浅瘢痕）一般都会慢慢消退。观察一下周围的成年人，可以想象多数人年轻时或多或少长过痤疮，但有几个人留下了痘印！所以不必担心。还有一条，痘印与用手挤或抠有关，抠得越狠，留的痘印越明显，这叫"欲速而不达"，所以，对痤疮要正确对待。我常说，不要"虐待"痘痘。

问：治疗痘印和痘坑，目前可采用哪些方法？可以用激光吗？

答：痘印通常是指痤疮好了以后留下的暗红色或褐色的印迹，和周围皮肤高度是一致的，只是颜色不同，这种情况可用光子嫩肤，果酸换肤来治疗，往往一个疗程即4个月左右就可以有明显改善。而痘坑是指凹陷下去的一种皮肤瘢痕，往往提示当时的痘痘比较严重，可以用点阵激光，皮肤磨削术，一般要治疗3～5次，每次间隔1～3个月。如果坑面积大或较深,采用填充术可以快速起效。当然无论哪种方法,花钱都不少。对于痘印,部分人可以慢慢变浅,部分在半年至一年后可以消失;但痘坑多数很难完全自行修复。

问:什么护肤产品对去痘印有帮助?

答:去痘印的方法及手段很多,有外用药、内服药、激光、换肤等,还有各类化妆品。具体要根据各人的皮肤状况,痘印的深浅、部位等因素而定。我推荐首先选择用医学护肤品(详见医学护肤品的内容)。对痘印的治疗要有耐心,不要指望数天内消退。

问:治疗痘坑,目前哪种激光最合适呢?

答:对痘印,可用光子嫩肤,果酸换肤等;对痘坑,可以用激光点阵,皮肤磨削术等。如果坑较深,可以作填充术。不要一出现痘坑,就急于治疗,需知机体自身的修复力量是很强的。因此我主张先静观数月,很可能痘痕是会慢慢变浅,乃至消失的。

痤疮的治疗

痤疮在青春期会出现反复,特别是随生理周期而加重或减轻。治疗是个持久战,不能指望用几天药就消退。原则上,对以粉刺为主的外用维 A 酸,如阿达帕林(达芙文)凝胶或维 A 酸软膏;炎症为主时用消炎药如过氧苯甲酰膏或克林霉素溶液等。出油多应控油，用硫黄皂、外用硫黄搽剂等。皮肤娇嫩者用医学护肤品。严重者需内服药。

问：**怎样能根治痘痘呢？**

答：痘痘是青春期一种常见的皮肤问题。青春期，年轻人大多有长痤疮的经历，多数人随着年龄增长，尤其是在25岁以后痤疮大多会自然消退。因此，对待痤疮，首先要有一个正确的心态。年轻人一定要明白，长痤疮，治疗只能减轻，而不可能从根本上治愈。此外，从自身寻找原因，避免那些可能诱发或加重痘痘的因素，如饮食上减少摄入高脂、甜食和辛辣的食物，避免精神紧张和熬夜。对于女性来说，往往月经前痘痘会增加，这个时期就更要注意避免上述因素。即使长了痘痘也要注意不用手去挤、抠，以免留下痘印或瘢痕。

至于具体的治疗方法，有很多，要根据皮疹情况、皮肤的特点等而选择。

问：**外用治疗痤疮的药物有哪些？**

答：外用治疗青春痘的药物很多。控油的有硫黄搽剂（复方硫黄洗剂）；去粉刺的有维A酸类药膏如阿达帕林药膏（达芙文）、维A酸软膏（迪维霜）、异维A酸软膏等。消炎的有过氧苯甲酰膏（班赛）、莫匹罗星软膏（百多邦）、复方多粘菌素软膏、氯霉素搽剂、林可霉素搽剂、克林霉素搽剂等，药房内出售的护肤产品中也有不少是控油、祛痘的。

问：我昨晚在面部外用0.025%迪维霜，今早面部全红了，有灼感，是过敏吗？

答：维A酸类外用药如迪维霜（有0.025%及0.1%两个浓度）及达芙文（阿达帕林）凝胶，外用后最常见的不良反应是局部刺激症状：发红，有灼感。一般几天后会逐渐适应、减轻。最初外用量要小，薄薄涂上即可。若反应持续，逐渐加重，则应停用。此外，维A酸类外用药应避免接触眼睑及外阴部。用药后应洗手。

问：有治疗痤疮的内服药吗？

答：对中重度痤疮患者，可内服药物，但应该在医生指导下服用。有抗生素，常用的如玫满霉素、多西环素等，适用于感染明显的痤疮患者。维A酸类药物，常用的有异维A酸胶囊（商品名"泰尔丝"），每胶囊含10毫克，适用于较重的结节性及囊肿性痤疮，一般最初1天3次，每次1片；好转后减为1天2次，乃至每天1次，每次1片；对出油特别多的男性，可小量服用。女性，可服用丹参酮或当归苦参丸。

问：女性能服异维A酸吗？

答：异维A酸胶囊有致畸胎作用！女性在服药期间绝对不能怀孕，至少需停药3个月后才可以怀孕。还有一个维A酸类的内服药，称为阿维A，商品名"方希"（一般不用于痤疮的治疗），则需停药后三年才能怀孕！所以，对生育年龄的女性，不要轻易内服维A酸类药物。对一般痤疮患者，是不必内服维A酸类药物的。

问：异维A酸（泰尔丝）口服后皮肤及口唇很干，这与药物有关吗？

答：有关。异维A酸对结节、囊肿性痤疮的治疗很有效，也有很好的控油作用。但副作用也不少，除了上面提到的致畸作用外，还有肝毒性，可使血脂升高，长期服用应注意检查肝功能及血脂。皮肤的不良反应是使皮肤变干，口唇干燥脱皮。

问：一到冬天，我的后背和前胸就长痤疮，这是怎么回事？跟内分泌有关系么？怎么治？

答：长痤疮与内分泌有关系，但内分泌并没有发生紊乱，因为青春期性激素分泌增多，使皮脂腺分泌增多，出油多，特别是面部，前胸及后背的中部，这也是痤疮的好发部位。女性在经前痤疮常加重，实际上反映了周期性激素水平的变化。前胸、后背轻的可以使用含有硫黄或者是酮康唑的沐浴液，对于比较重的可以口服消炎药，配合外用具有消炎作用的药水。

问：女性，21岁。最近脸上长了好多脂肪粒，该怎么去除？

答：你所说的面部"脂肪粒"，很可能是粉刺，可外用维A酸类药膏。如迪维霜（有0.025%及0.1%两个浓度，从0.025%开始用）或阿达帕林（达芙文）凝胶，也可以去医院用粉刺挤压器去除。但不要自行挤，否则容易发炎，留下色素或小的瘢痕。外用硫黄洗剂以控油。

问：本人今年23岁，来月经前几天脸上老是起痘痘，而且又红又大，月经快完的时候痘痘又下去了，但是有痘痕。怎样才能避免经期长痘痘呢？

答：经期前痤疮加重是正常的生理现象。可以服用达英35，该药在十几年前进入中国市场时，批准的适应证是痤疮。近年来，又批准了另一个适应证：避孕药。这样有的女孩就不愿意服了。其实该药治疗女性痤疮效果还是不错的。服药前一定认真阅读一下说明书。若有乳腺增生不宜服。当然，如果月经不调，则应请教妇科医生。

问：我脸上长了很多痘痘和粉刺。朋友推荐我吃一个Chocola BB Plus VB祛痘美肌的药。但是我怕药停后更严重，或者会有依赖性。请问我该吃吗？

答：Chocola BB Plus VB祛痘美肌药，这并不是国家批准的药物。内服的药，一定要搞清楚是什么成分！对这种名字怪怪的，不中不西的药，一定要小心，不要给忽悠了！否则，出了问题后悔都来不及。

 ## 新生儿痤疮

问：我家娃20天，脸上起了一些小白包，跟青年人的粉刺很像，请问这是婴儿湿疹吗？

答：很可能是新生儿痤疮。由于母亲血循环中的激素，包括雄激素可通过脐带进入到新生儿体内。雄激素刺激皮脂腺产生皮脂，所以刚出生时，身上有一层胎脂。在这些激素被完全代谢、消失前（一般需数月），新生儿可以长痤疮，称为新生儿痤疮。表现为面部出现黄白色丘疹，这是皮脂腺分泌的结果，一般数月后可消退。皮脂腺再次活跃需要到青春发育期，性激素分泌，成为粉刺、痤疮发生的一个重要原因。

酒渣鼻（玫瑰痤疮）与面部红血丝

问：**什么是酒渣鼻？是不是与喝酒有关？**

答：酒渣鼻又称玫瑰痤疮。大多在中年发病。以女性多见。本病分为三期，红斑期：面部一阵阵的容易发红，以后毛细血管持续扩张，面部有多数红血丝；丘疹及脓疱期：在红斑基础上出现红疹子及小脓疱，毛孔扩大；最后是鼻赘期，鼻部明显增大，表面不平。鼻赘期一般只见于男性。

问：**玫瑰痤疮能治疗吗？我现在脸红解决不了啊！**

答：玫瑰痤疮是一个比较麻烦的病。首先心态要好，尽量避免引起红脸的因素，如热饮、辛辣食物，避免特别激动、生气等。若处于更年期，可服些更年安。若经前期加重,可请妇科调理一下。去皮科查一下有否毛囊虫,若有,可口服甲硝唑或替硝唑,外用甲硝唑凝胶,外用含硫黄的药水或药膏。平时注意皮肤护理,外用医学护肤品。

问:因为洗脸时用力搓,现在脸上都是红血丝,整天都红。前天贴黄瓜片,没想到更红,心情特别糟。请问一下,我现在该怎么办啊?

答:你目前是敏感性皮肤,此时,我不主张外用药物,请选用医学护肤品,如国产的薇诺娜,进口的雅漾、理肤泉、薇姿、霏丝佳等品牌,可以在药房、屈臣氏购到。同时可以用温水敷面部或买个冷喷机对面部喷雾,之后外用医学护肤品。总之,越简单越好,让皮肤好好休息一下。

问:内分泌不调会引起红脸吗?

答:是的,内分泌因素可造成脸易发红。一个例子是更年期女性,情绪不稳定,容易发生情绪波动。面部皮肤爱红,稍激动、生气、吃辛辣食物,面部就红。起初红是一阵阵的,反复发生后成为持续性的红,血管持续扩张,成红血丝。治疗上,心态尽量平静,少激动,可服用如更年安、谷维素、维生素E等。

饮食应清淡。可外用医学护肤品,不要外用有刺激性的药物。

问:怎样才能淡化红血丝,有什么办法可以治,又不伤害皮肤?

答：目前用激光治疗可有效地祛除面部红血丝。当然，遮盖霜也可以。重要的是要弄清为何出现红血丝，这样才能预防复发。

问：脂溢性皮炎和酒渣鼻怎么区分呢？

答：酒渣鼻主要表现为面中部皮肤容易发红，可有红血丝，有丘疹、脓疱等。脂溢性皮炎好发在出油多的部位，如头面部、前胸及腋部等，分油性及干性。油性的多见，表现为皮炎，上有油腻性皮屑，痒；干性的皮炎较轻，常有细屑，痒。

敏感性皮肤

我们都知道环保中"保持原生态"的重要性。人面部富含神经、皮脂腺、汗腺，使皮肤保持润泽，细滑，生态环境处于十分细致调控之中。天天用碱性肥皂或洗面奶洗，并涂以各种化妆品、色素、香料。这与我们在自然景观中破坏原生态，代之以人为的景观，本质相同。凡事要适度，超过了度，就会事与愿违。

问：我皮肤白、容易过敏，秋冬天面部皮肤容易发红、特别是在空气不流通的房间里就很严重、面部皮肤上像有红血丝，有没有什么好的方法可以改善？

答：这是敏感性皮肤。皮肤有着复杂的结构，皮肤的最外层是角质层，上面有一层由汗液及皮脂组成的乳化膜，为人体提供保护。我们要注意保护这层膜，保护好皮肤这个屏障。过度清洗，过度搓揉，使用不当化妆品，使用碱性大的肥皂，加上环境污染等因素，都会破坏屏障。爱美的女性尤其要注意，不然面部就容易成为敏感性皮肤。

问：*我面部皮肤很薄，有红血丝。经常脸红红的，吃了很多药都没好，这是怎么回事啊？*

答：我认为有些年轻人，尤其是中青年女性，面部过度使用化妆品、过度清洗是导致敏感性皮肤的一个重要原因。化妆品有粉底、腮红；眼霜、眼影、眼线、睫毛膏；唇膏、唇彩；防晒霜、隔离霜；护肤霜；精华液；香水；清洁用的有卸妆乳、卸妆油、卸妆水、洗面奶；洁肤水、滋养水等。设想一下，如果一个化妆品中含有十种化学物质，那么一天将有多少化学物质会涂到脸上！再则，白天涂得越多，晚上就越需要清洁。其后果是将皮肤表面乳化膜也移去了，从而破坏了皮肤的屏障。长此以往，会导致敏感皮肤的出现。

问：*我受到刺激脸颊就又红又痒，用了尤卓尔会好些，但是担心激素的副作用。有什么办法吗？*

答：对敏感性皮肤，我主张尽量不用或少用外用药物，而是首先应用医学护肤品（后面有详述），同时用温水敷面部或买个冷喷机对面部喷雾。总之，越简单越好，让皮肤好好休息一下，恢复皮肤的常态。

从专业角度讲：恢复皮肤的屏障功能。

问：皮肤敏感和皮肤过敏是一样的吗？

答：皮肤敏感是各种原因造成皮肤屏障的破坏，使皮肤对外界（如风吹、温度变化等）刺激十分敏感，主要表现为皮肤发红，有烧灼、刺痛或刺痒感。皮肤过敏则是皮肤对某种物质如染发剂、香料过敏，或机体对某药物或食物过敏，表现为皮疹、瘙痒。治疗上前者是维护好皮肤屏障，后者是抗过敏。

洗脸及洗澡

皮肤位于人体的最外层，是机体与外界环境间的天然屏障。能在变化不定的外环境中保持我们人体内部的相对稳定，皮肤的作用是至关重要的。没有皮肤，人是不能生存的。没有完整健康的皮肤，生活质量也将大打折扣。

问：我不化妆，但天天用洗面奶，有人建议说不能用洗面奶，对皮肤不好，是吗？但是不用洗面奶怎么才能把脸洗干净？

答：脸是经常要洗的。如果在室内工作，污染又不重，就没有必要天天用洗面奶，用温水洗即可。男性一般出油远较女性多，但用洗面奶洗脸的可能远较女性为少。用的化妆品、化妆的时间也远少于女性。

因此，我在门诊见到面部发生敏感性皮肤的女性要远多于男性。这值得女性朋友们思考！

问：天天晚上洗澡对身上的皮肤好吗？我有洁癖，每天都要洗澡，而且要洗半个多小时，我现在身上皮肤特别干燥。

答：天天洗澡，当然可以。关键在于如何洗？如果只是淋浴，或用温和的偏酸性沐浴液，水不太热，不搓，洗后外用护肤霜，特别是面部及肢端，应该是没有问题的。天天洗澡后皮肤干是因为：水太热；手太重，使劲搓；使用的浴液或浴皂偏碱性；洗澡时将皮肤表面的保护膜洗去了，而洗澡后又没有及时用润肤霜。此外，北方水质硬，洗澡过频并不好。对老年人，我认为每周洗澡2~3次即可。

问：日常生活中我每天都要洗脸2~3次、有的会更加频繁，如何选择肥皂或洁面乳呢？什么肥皂不是碱性的呢？

答：碱性能祛油，碱性越大去油的作用就越强。由于肥皂上并不标明酸碱度，只能靠自己的体验：若用后皮肤十分干，表明是碱性的，而且碱性还不弱。我曾用pH纸测透明皂，pH在10以上，碱性很强。若用后皮肤表面不觉得干燥，而是有挂着一层油的感觉，则很可能不是碱性的。

皮肤护理

皮肤是人的忠诚卫士,它默默地呵护或守卫着人体的边界,而不求索取。但我们往往对心、肝、肾十分关注,而对皮肤的健康关注不够!关爱皮肤,是一个皮肤科医师的呼吁!病从口入,人人皆知。须知,皮肤不护理,边界不守住,同样会得病的,而且不只是皮肤病。

问:应该如何选择护肤产品呢?

答:在大商场、超市,护肤产品琳琅满目,如何选择呢?品牌当然是一方面,好的品牌是经过了时间及消费者考验的。但不是贵的就是好的、最贵的就是最好的!选择护肤品,最重要的是使用后的自我感觉,如果用在皮肤上,有水乳交融的感觉,十分舒适,则表明是合适的。因此,我建议先买个小包装试试。若效果好再买大包装。选护肤品就如同去商店选衣服一样,用上去感觉良好就是好的,适合你的。此外,应注意在不同季节、身体不同部位需要用不同的护肤品。

问:我近五十岁,皮肤很好,脸上没有皱纹。现在到了更年期,该如何保护皮肤?

答:女性到了更年期,由于性激素水平下降,因此,相对于男性而言,皮肤容易显得干,出皱纹。此时,使用护肤产品,做好皮肤保养很重要。夏季注意防晒，冬天注意皮肤保湿。

问：用芦荟胶给痘痘消炎好吗？我的痘痘老是发红、发痒。

答：芦荟胶比较温和，但还是建议先小面积试用，没有反应后再大面积使用。对所有敏感皮肤者而言，在使用一个新产品时，均应遵循这一原则。

问：我想知道为什么脸部一直持续发红啊？

答：对面部皮肤的持续性发红，首先要除外某些皮肤病，如酒渣鼻、皮炎等。若没有原发的皮肤病，中青年女性皮肤容易发红，根据我个人的经验，可能与过度或不适当地使用化妆品或洁肤品及过度清洁有关，如果长期外用含激素的药膏，也会造成面部皮肤毛细血管扩张，皮肤发红。

问：我每年春天面部都得皮炎，外用皮炎平软膏已数年了。最近发现面部多了好些红血丝，请问是怎么回事啊？

答：皮炎平的主要成分地塞米松，这是一种糖皮质激素。激素类药膏有明显的抗炎、止痒作用。但对皮肤屏障是起破坏作用的。长期外用可产生不良反应，常见的有皮肤萎缩、毛细血管扩张、口周皮炎及因局部抵抗力下降，容易发生细菌或真菌感染等。面部的红血丝很可能是长期外用了皮炎平软膏后出现的不良反应。应该停止使用含皮质激素类的药膏。

问：用中药面膜后面部发红、敏感，还能再用吗？

答：首先，应该知道中药面膜中所含的全部成分。药物外用面部,都有引起过敏的可能。同时,要谨防含有激素的面膜。若长期使用含有激素的面膜,可能会造成面部血管扩张、发红、敏感。建议在搞清楚你所使用中药面膜的成分前,暂停使用。

问:我脸上有红疹子,以为过敏,外搽了无极膏,但没有好转,请问这是什么问题呢?

答:对面部皮疹,最常见的有两种可能,一是过敏,常伴瘙痒;二是刺激反应,常伴烧灼,针刺感。对面部轻度的皮疹,我主张首先用医学护肤品。如果无效,再用药物。面部若用含激素的外用药可选用尤卓尔(丁酸氢化可的松)软膏、地奈德软膏等。无极膏中含有少量强效激素。

医学护肤品或药妆

问:什么是医学护肤品或药妆?

答:实际上,我国药政部门,既不使用药妆,也不认可医学护肤品这两个词,我本人不用药妆这个词,因为化妆品中是不能有药物成分的,所以药与妆组合本身就不合理!我采用医学护肤品这个词,因为它的出现首先是针对敏感性皮肤者的需求。对于越来越多敏感性皮肤的人,当她(他)们在寻求医学帮助时,我是不主张用药物,也不主张使用化妆品,而是建议用医学护肤品。

问：医学护肤品与一般的化妆品或护肤品有什么区别？

答：医学护肤品不同于一般的化妆品，主要在于：①不含香料；②不含防腐剂，或使用不易致敏的防腐剂；③含刺激性小或较小量的表面活性剂；④生产过程要求更为严格，上市前经过一定的临床考察。医学护肤品适于敏感皮肤者使用。

问：能推荐几个医学护肤品吗？在何处能买到呢？

答：目前国内的医学护肤品已有不少。我比较熟悉的有薇诺娜（国产）、薇姿、雅漾、理肤泉、丝塔芙、霏丝佳、贝德玛及资生堂等。大体有清痘、祛油、美白、保湿、护肤、清洁等几类。目前医学护肤品在药店、屈臣氏有售见（表3-1）。

表3-1 医学护肤品

产品名		适应证
薇诺娜（云南滇虹）		
1	舒敏洁面乳	中干性敏感性皮肤
2	舒敏保湿乳	中干性敏感性皮肤
3	舒敏保湿修复霜	中干性敏感性皮肤
4	清痘控油凝露	油性皮肤，痤疮
5	清痘修复精华液	油性皮肤，痤疮
6	柔润洁肤凝胶	特应性皮炎清洁用
7	柔润保湿霜	特应性皮炎
8	润白洁面乳	黄褐斑，色素沉着
9	润白隔离晚霜	黄褐斑，色素沉着

续表

产品名		适应证
薇姿（Vichy）		
1	薇姿温泉矿物保湿系列	保湿抗干燥
2	优效防护隔离系列	防晒抗紫外线
3	油脂调护系列	抗痤疮，控油
4	润泉舒缓系列	舒缓敏感性皮肤
5	活性紧致系列	敏感性皮肤抗老化
6	双重焕白系列	敏感性皮肤美白
高德美（Galderma）		
1	丝塔芙洗面奶	温和保湿清洁
2	丝塔芙润肤露	温和保湿润肤
3	丝塔芙保湿霜	温和保湿润肤
4	依泉保湿舒缓喷雾	等渗舒缓保湿抗敏
5	bioil 百洛护肤油	祛痘印、淡化色素、修复细纹
葛兰素/施泰福（GSK/Stiefel）		
1	霏丝佳修润沐浴露	干燥及耐受性差皮肤
2	霏丝佳润肤乳液	干燥及耐受性差皮肤
3	霏丝佳润肤霜	干燥及耐受性差皮肤
4	霏丝佳特护修润乳液	干燥、瘙痒、泛红的皮肤
5	霏丝佳（抗氧化）润肤霜	干燥、瘙痒、泛红的皮肤
6	爱可妮洁肤皂	油性肌肤的日常清洁
7	艾丽婷沐浴油	特应性皮炎，适合在浴盆中使用
8	保英（苯西卤铵软膏）	尿布疹，阴部皮炎，轻微烫伤

续表

产品名	适应证
雅漾（Avene）	
1　雅漾舒护活泉水	喷雾，适合所有敏感皮肤
2　DEFI 无菌舱系列	高度敏感皮肤/过敏性皮肤无防腐剂，无香料
3　雅漾舒缓特护洁面乳	洁面
4　雅漾舒缓特护面霜	护理
5　雅漾修护保湿霜	耐受性差皮肤的护理
6　雅漾修护特润保湿霜	干性皮肤的护理
7　雅漾三重修护特润霜	特应性/特干性皮肤的护理
8　雅漾清爽洁肤凝胶	油性/痤疮皮肤的清洁
9　雅漾红血丝修护精华露	酒渣鼻/红血丝皮肤护理
贝德玛（Bioderma）	
1　舒妍洁肤液	脂溢性皮肤日常清洁
2　舒妍 DS 温和洁肤凝胶	敏感皮肤
3　舒妍修护日霜/舒妍修护晚霜	油性皮肤日常清洁
4　净妍洁肤液	控油祛痘，收缩毛孔
5　净妍毛孔修护乳	控油祛痘
6　净妍去痘护理霜	面部及身体日常清洁
7　赋妍滋润洁肤露	特应性皮炎，干性皮肤
8　赋妍烟酰胺 PP 修护霜（普通型）	
资生堂药妆品牌-蒂珂 DQ 系列	
1　DQ 清痘精华液	祛痤疮系列
2　DQ 清痘净颜护肤水	祛痤疮系列
3　DQ 清痘净颜护肤乳	祛痤疮系列
4　DQ 护肤乳	保湿抗干燥系列
5　DQ 护肤霜	保湿抗干燥系列
6　DQ 美白护肤霜	美白祛斑系列
7　DQ 美白护肤乳液	美白祛斑系列
8　DQ 滋润修护手足霜	
9　DQ 匀透遮瑕修颜乳	遮瑕修护暗沉

鱼鳞病

问1：从小到大，我小腿的皮肤就像蛇皮那样，不痛也不痒，就是特别难看，夏天都不敢穿短裤！请问有什么办法医治吗？

问2：男，22岁。冬天皮肤特别干，夏天会好转很多，好像我奶奶、爸爸都有这种现象。这是鱼鳞病吗？是不是可以吃一些维生素A、抹一些软膏来缓解？

答：鱼鳞病是一个常见的遗传性皮肤病。主要原因是皮肤角化的异常，使皮肤内既缺水，也缺油。建议多盆浴，浴后外用润肤的乳液，如维生素E尿素乳膏，10%尿素霜、凡士林维生素E乳膏等。也可外搽橄榄油，可以改善皮肤的外观！口服维生素A会有一定帮助。本病常冬重夏轻，冬季，尤其在北方，空气很干燥，应注意增加室内湿度。平时经常外用润肤乳。

问：孩子才6个半月，皮肤干的越来越严重了，每天抹两三次油（郁美净或食用橄榄油）都不起什么效果，到底怎么了？怎么办？

答：很可能是鱼鳞病。建议先以温水泡澡，澡盆中放些调好的燕麦粉。泡澡后再用护肤品，冬季对于干性皮肤的护理，先要让皮肤吸足水分，然后外用具有保湿、润肤作用的油膏或乳膏。后者可以让水分更好地保存在皮肤中。洗澡不用碱性皂,不要搓皮肤!室内用加湿器。室内温度不宜太高。穿棉织品的内衣。

问:鱼鳞病能根治吗?

答:注意皮肤保湿,鱼鳞病可以明显减轻,但不可能根治。此外,本病随年龄增长会减轻些。

手足皲裂

问:一到冬天,我的脚后跟就裂口子,疼,有时会出血,怎么办呢?

答:足跟皲裂多见于老年人,往往与足跟死皮太厚有关。每晚以热水泡足,用手搓去死皮后,外用10%尿素软膏、治裂膏或复方乳酸软膏,然后包上保鲜膜。白天在裂口处贴上橡皮膏。如此每天反复,可能会好的。若有足癣,则白天用治足癣的药膏。

问:我才30岁,怎么脚后跟也裂口啊?

答:30岁,足跟皮肤不应该开裂的。是否有鱼鳞病、足癣?长期患足癣者,足后跟也容易裂口。除了上面的治疗方法外,还可口服鱼肝油丸及维生素E。当然,若有足癣,应积极治疗。

问1:我的手一到冬天就会皲裂,都是在关节处,不知道有没有什么好的法子呀?

问2：女性，24岁。我手指关节每年冬天都会裂开、出血，皮肤特别硬、粗糙。已五六年了，洗完衣服就更容易裂开，擦护手霜也只能缓解，请问有什么治疗方法？

答：每晚先以温水泡手，外用10%尿素膏或复方乳酸软膏（干彼美），之后以保鲜膜包上或戴上手套。白天外用维生素E尿素乳膏，用白纸做个指套，如果有可能总套着，试试！多吃蔬菜，服用维生素E丸。尽量不用碱性肥皂，少接触洗衣粉或洗涤剂等。平时注意外用护肤霜，如隆力奇护手霜。

问：我母亲今年50多岁，半年前手掌皮肤变干燥，脱皮，还裂口，请问这是湿疹吗？有什么治疗方法吗？

答：女性在更年期时，由于体内激素水平的变化，皮肤会变得干燥。手掌皮肤增厚、干燥较为常见，称为"更年期角皮症"。加强护肤品的应用，如尿素膏、复方乳酸膏、超市可购到的凡士林维生素E膏等。过了更年期会逐渐好转的。

问：21岁，女性。高中时发现我的手对洗洁净及洗衣粉等强碱性的物品过敏，表现为手指皮肤变干、瘙痒、脱皮，过几天会好。但很容易复发，是否有根治的办法？

答：接触强碱性的洗洁净后，皮肤干、脱皮，不是过敏，而是一种刺激反应。因为碱性有去脂作用，碱性越强去脂作用也越强。当将皮肤表面的脂质全洗去了，皮肤失去了保护，就锁不住水，皮肤会感到很干。需要接触洗洁净等强碱性物前戴上手套是一个正确的方法。每次使用洗洁净后注意用护手霜。

手护理之一：手是人类劳动工具，接触各种物质，有的有刺激性。不注意防护，久之成为慢性刺激性皮炎，皮肤粗糙干裂，特别手指屈伸处易裂口，疼痛。重者皮肤逐渐增厚，出疹，流水，瘙痒，成为令人烦恼的慢性湿疹。所以，注意手的日常护理很重要，随身经常带上护手霜，洗涤后随时外用，保持手的润泽。

手护理之二：冬天气候干燥，空气湿度低，要注意皮肤护理，主要是保湿。入睡前将双手在温水中泡一会，然后涂上含尿素、尿囊素、羊毛脂、维生素 E 等护手霜。晨起洗漱后重复。平时，用洗涤剂或洗衣粉后认真冲手，外用含羊毛脂或凡士林等护手霜。皮肤干燥，特别是鱼鳞病者尤其要注意！

皮肤瘙痒

问：我父亲每天要去桑拿泡高温热水澡，用硫黄皂搓，之后全身糊上大宝，再抹上止痒药膏，每天这样也只能缓解3～4个小时的瘙痒。夜里睡觉就又痒了，每次都要把皮肤抓破到不能再抓了才罢休！怎么办？

答：老年人不要以高温热水洗澡（您父亲应该是烫澡了），更不要搓澡。本来老年人代谢就慢，皮肤无论是含水量还是皮脂量均已减少。这么一烫一搓，更使皮肤表面的保护膜遭到了人为地破坏！皮肤失去了屏障，就十分容易受到外界的各种刺激，造成皮肤瘙痒。当前，首要的是改变洗澡方式！

30年前，洗澡对多数人是个奢望。记得我上大学时每周能去澡堂洗上一次就不错了。人表皮大约一至一个半月更新一次，所以当时每次洗澡同学间总要相互搓背，搓出不少死皮，十分舒适。现在，生活条件已大大改善，每天都能洗澡。老年人还用老一套办法洗，天天烫澡、天天搓澡，就要出问题，最常见的就是皮肤瘙痒。

对皮肤瘙痒的治疗，简单说来，是做好皮肤的保湿。沐浴液的选择很重要，不要使用碱性的，要选用中性略偏酸性的。不要使劲搓皮肤。毛巾擦干皮肤后在面部及四肢涂上护肤品。痒时尽量不要抓，往往是越抓越痒！应用具有止痒作用的护肤品，如协和止痒乳，复方薄荷脑软膏等。

问：本人24岁，从小洗完澡就痒，尤其是腿和胳膊。去医院没看出什么问题。

答：洗完澡感到痒可能与皮肤干有关。建议：①洗澡用温和偏酸性沐浴液，不要用碱性肥皂；②不要使劲搓皮肤，毛巾应柔软；③洗完澡擦干后，外涂润体乳或保湿乳。10％尿素软膏、复方乳酸软膏，以保持皮肤的润泽；④若你皮肤干，有鱼鳞病，平时更应该注意皮肤保湿。

问：我天天都洗澡换衣，但冬天感觉热就全身痒，是怎么回事呀？

答：减少洗澡次数！洗澡后用润肤的乳剂或霜剂。室内温度不宜过高，内衣穿棉织品，不要穿化纤类的。洗衣服最好不用加酶洗衣粉，洗后多用清水冲洗。

问：我女儿快4岁了，晚上睡觉时，身上会痒，白天都没问题，断断续续已有2年了。请问这是什么问题？能治好吗？

答：若皮肤干，首先要润肤。洗澡不要太勤，不要搓，洗完澡立即用润肤剂。可以选用医学护肤品，请多试用几种，看看哪个效果最好。有协和止痒乳，维生素E尿素乳，还有薇诺娜、雅漾、薇姿等护肤品。内衣以棉布的为宜，睡觉时不要盖得太厚，室内温度不要太高。室内用加湿器，增加湿度。若痒得厉害，尽量别抓，睡前可服用氯苯那敏（扑尔敏），也可服氯雷他定糖浆。

问：37岁，女性。从去年夏天开始全身瘙痒，晚上睡觉时症状更明显，无法入睡。用过开瑞坦后症状消失，但不久后又复发，如何根治呢？

答：37岁全身皮肤瘙痒，一定要检查原因。是否有肝、肾等内脏疾病？是否有糖尿病、甲亢？睡前可口服氯苯那敏（扑尔敏）、多虑平等。注意皮肤保湿，用护肤品，尤其是洗澡后。要控制住双手尽量不要搔抓！

脱　发

基础知识：人的毛分长毛（如头发）、短毛（如眉毛）及毳毛（汗毛）。毛发生长呈周期性：分生长期、退行期及休止期。头发生长期约为6年，期间每月长1～1.2厘米。退行期头发松动，渐脱落。在经过了3～4个月的休止期后，毛囊重新进入生长期。头皮约有十万根头发，每天脱落50～100根，又有大致相同数量的长出。我们往往只注意到头发的脱落，而没有看到很多正在新生的毛发。

基础知识：毛发从毛囊长出。毛囊不像心脏，心脏可谓是生命不止，永不停歇。毛囊则不然，在持续工作6年左右后，要休息上3～6个月。有人统计，人的头皮上有十万根头发，正常头皮毛囊约90%处于生长期，10%休止期。每天脱落约100根，其中有些并不能被察觉。重病、分娩、大出血、大手术后可使更多毛囊从生长期进入退行期，在短期内出现较多脱发。精神创伤、惊吓等可使局部毛囊同步进入退行期，从而出现斑秃。肿瘤的化疗药抑制了毛母细胞，从而造成头发稀疏。

问：我最近头发掉得很厉害，很焦急，照此下去，会不会掉光啊？

答：脱发的原因很多，常见的有两类。一是斑秃，俗称"鬼剃头"。任何年龄都可发生。常与精神神经因素有关，秃发区为五分钱币大小，一般3～6个月可恢复。二是男性型秃发，又称雄激素性秃发，俗称"早秃"、"谢顶"。雄激素性秃发是渐进性的，慢慢脱落。成年男性多见，但女性也可发生。你在短时间内头发大量脱落，以斑秃的可能性大。

斑秃、全秃及普秃

问：得知父亲在老家病重的消息后，突然大把大把地脱发。我很担心，会脱光吗？

答：头皮突然掉了一片或多片头发，是斑秃，又称"圆形脱发"。严重时头发可全部脱尽，称为全秃。若全身毛发全都脱尽，称为普秃。受到惊吓、刺激均是造成斑秃的原因。头发生长有周期性，斑秃者头发突然同步进入了退行期，所以呈片状脱落。毛囊经过3～6个月的休息，会重新充满活力，每天以0.33～0.40毫米的速度长出新发。因此，斑秃区大多在半年内可长出新发。

问：斑秃应该怎么治疗呢？需要吃些什么药？

答：可外用辣椒碱软膏，含激素的药膏或药水可加快恢复的过程。以鲜姜搽也可。由于斑秃的发生常有精神神经因素，因此，精神要放松，心情要舒畅。失眠者应适当服用安眠药。维生素 B_6、胱氨酸等药物也有帮助。期望用药后马上长出新发是不现实的，要有耐心，要给毛囊以休养生息的时间。刚长出的新发较软，色也浅，慢慢会长出正常头发的。

问：我女儿8岁，全秃2年。医院检查都没事情，已治疗2年，但是没效果。做父母的很焦急，头发还能长出来吗？

答：全秃时间越长，发病年龄越小，治疗越困难！首先要有个好心情，开朗，别生闷气。劳逸结合，睡眠充足。在头发没长出前先用假头发套。治疗上，每晚睡前可外用辣椒碱软膏（朗宁膏），用药前先以双手按摩头皮，使整个头皮感到发热。口服维生素 B_6 及胱氨酸。

男性型脱发（雄激素性秃发）

问1：我朋友是遗传性脱发，挺严重的。20岁就差不多已经秃顶了，有什么办法医治吗？

问2：我今年才21岁，头顶就没有头发，只有毛茸茸、发黄的头发，还长不长，这是为什么？

答：这是男性型脱发，又称雄激素性秃发。有遗传性。往往在 20 来岁就开始脱发了。在脱发早期，可口服非那雄胺（保法治），每天服用 1 片（1 毫克），外用米诺地尔溶液。3～6 个月后出现效果，情况会有所改善，但不可能恢复至满头秀发。如果已经"谢顶"，或头发脱落基本上已处于稳定状态，则可做头发移植术。该手术技术已很完善，效果是相当不错的。当然还有一个省事的办法：干脆戴个假发套，一样会很帅气的。

问：长期服用非那雄胺安全吗？副作用大不大？

答：保法治内服及米诺地尔溶液外用是目前公认治疗男性型脱发的有效方法。服药 3 个月后停止脱发，并开始有新发长出，但不可能恢复至原来的状态。停药后又会脱发。这两个药是很安全的，具体的不良反应请参阅药物说明书。

问：植发可以吗？

答：如果还在脱发，就不宜做植发。若秃发已稳定，则可施行头发移植术。

问：23 岁，女性。每次梳头都会掉很多头发。去医院做内分泌检查，没有异常。这是怎么回事啊？会不会像男生那样，头顶部头发都脱了啊？

答：不知家中有否秃发者？男性型脱发有遗传性，可以发生在女性。只是女性脱发的形式与男性不同，女性是头顶头发整个稀少，但前边的发际线并不往回缩！对于发生在女性的男性型脱发，还没有有效的治疗方法，外用米诺地尔溶液（蔓迪）有些效果。口服多种维生素及维生素E，也可口服维生素B_6及胱氨酸。严重者戴假发是一个选择。

问：女士能激光脱毛，那男士的胡须是不是也可以去掉啊，天天刮胡子，总是难免对皮肤损伤，又觉得麻烦，能激光去除吗？会有副作用吗？

答：可以。安全。

毛发苔藓

问1：我的上臂及大腿上有许多小粒粒的红疹子，硬硬的，好像有刺，平时也没有什么不适，请问这是什么问题？

问2：17岁，耳根下面、脸的两腮长了许多红色的小痘痘，也挤不出东西，用什么药能治好这些痘痘？

问3：女性，18岁。最近几年上臂外侧长了很多小白头，我老抠，抠完都变成红点儿了，也下不去，而且还经常再长出小白头，这是怎么回事呢？

答：这是毛发苔藓，又称为毛周围角化病或毛发角化病，是一个很常见的皮肤问题。有遗传因素，家中父母一方常有类似问题。好发在上臂、大腿的伸侧、臀部等。重者还可见于前臂、小腿、后背等。是一个个彼此孤立、与毛囊部位一致、针头大小的角质刺,好似鸡皮疙瘩。将角质刺剥去,可见一根汗毛蜷缩其中,但不久新的角刺又会长出。无任何自觉不适。有些人,尤其是方脸型者,在耳前的面颊部也可有红色的角化性丘疹。

从某种意义讲,毛发苔藓并不是病,而是生理性的,就像有的人方脸、有的人圆脸,毛发苔藓是天生决定的。

毛发苔藓一般在冬季加重,夏季减轻。有的可与鱼鳞病伴发,皮肤较为干燥。皮疹会随年龄增长而减轻。

毛发苔藓无法根治,只能缓解,可以用:①护肤的润体乳;②尿素软膏、复方乳酸软膏(干彼美)、5%水杨酸软膏、维生素E膏等;③维A酸类如迪维霜(该药有0.025%及0.1%两个浓度,先用低浓度的,最初会有些皮肤刺激症状)等;若合并鱼鳞病,可服用鱼肝油丸,维生素E等。

腋　臭

基础知识:顶泌腺主要分布在腋窝、乳晕、脐窝、外阴及肛周等部位。外耳道的耵聍腺、眼睑的麦氏腺及乳腺都是变异的顶泌腺。顶泌腺分泌物经毛囊口排至体表。新鲜的顶泌腺分泌物为无臭的乳状液，含水分、蛋白质、脂肪酸等。在皮肤表面被细菌分解后可产生臭味。

基础知识：顶泌腺的发育受性激素影响，至青春期才有分泌活动。顶泌腺在动物比较发达，狮、虎等多依靠顶泌腺分泌物及尿液产生的气味来划定各自的疆界。人的体味，特别是腋臭，是由于顶泌腺的分泌物产生。不过在人类，顶泌腺已趋于退化。

问：腋臭是如何产生的？

答：腋臭的发生与顶泌腺有关。顶泌腺在青春期、雄激素产生后才会有分泌活动。分泌物是无菌无臭的黏稠液体，由于分泌物中含有胆固醇、脂肪酸等，而腋窝中寄生着很多细菌。当这些分泌物被寄生在皮肤表面的细菌分解时，臭味便产生了。

问：我是狐臭患者，前段时间我怕太多腋毛会滋生细菌，就用镊子拔腋毛，今天发现腋下有2个红疙瘩和脸上的粉刺有点像。这是怎么回事？怎么治疗狐臭呢？

答：拔腋毛后容易发生毛囊炎。腋毛可以剃去，但不宜拔，也可用激光永久性脱毛。目前需外用消炎药如莫匹罗星（百多邦）或复方多粘菌素软膏。

问：狐臭目前做什么手术可以根治呢？

答：狐臭即腋臭。以往的手术方法是将腋部有毛部分的皮肤全部切除。目前的手术方法已大为改进，只需在腋部切个小口，创伤小，恢复快。

问：腋臭做过手术后，仍有味怎么办？

答：用激光去除残余的腋毛，注意腋部清洁。

问：除手术外，治疗腋臭还有什么办法？

答：顶泌腺分泌物是通过毛囊开口排出的。腋毛上可以有许多寄生菌。因此，若不愿意做手术，治疗腋臭首先是刮除腋毛，也可以采用激光祛毛；其次注意清洗，可外用有消毒杀菌作用的药水；再次是外喷些香水。

手足多汗

基础知识：外泌腺（俗称小汗腺）遍布全身。以手掌、足跖、额部、腋窝部最为丰富。外泌腺有腺体及导管，腺体分泌的汗液经导管排至体表。汗液无色无味，99％以上为水分。当汗液挥发时带走体表热量，起调节体温作用。分泌到体表的汗液与皮脂腺分泌的皮脂组成乳化膜，起到润泽皮肤的作用。

问：手脚出汗多，怎么办？

答：总的说来，对手足多汗的治疗效果是不满意的。止汗可用具收敛作用的外用药，建议用3％～5％甲醛（福尔马林）溶液泡双手足，也可用弱的明矾液、醋酸铝液或硫酸铜液泡手足。穿透气的鞋。最新的方法是肉毒素局部注射，但价格昂贵，一定要请有资质的专科医生注射。

痱 子

问：宝宝快9个月了，夏天一直用尿不湿。在尿不湿覆盖的边缘及腰部出现成片红色疹子，是湿疹还是痱子呢？

答：湿疹痒，皮疹形态多样。而痱子基本上不痒，皮疹形态单一。湿疹病程迁延，往往原来有皮疹。而痱子有明显的季节性，发生在湿热的环境，而且随天气凉爽而减轻。不管是湿疹还是痱子，均可外用炉甘石洗剂。

问：我的男宝宝6个月，从4个月开始头上就一直长红包，有脓头，一些还变成疖子。好了一批，又起一批，怎样才能断根啊？

答：6个月的孩子头上长脓包，以脓痱（脓疱性粟粒疹）的可能性大。发生与湿热环境有关。剃去头发。尽量保持头皮干燥、清洁，用痱子粉，可外用炉甘石洗剂。出了红点用碘酊；成红色丘疹后用鱼石脂膏；成脓疱后用（百多邦膏）；出多数脓疱则需服用抗生素。

包皮过长与包茎等

问：今天中午回家发现儿子"小鸡鸡"红肿、疼痛，一碰就哭，怎么办？

答：小孩包皮过长，很可能是包皮炎，需去医院治疗。我国汉族男孩生后大多不作包皮环切。包皮过长往往造成后患，特别是包茎者（指包皮不能翻上去）。由于排尿不畅，长期的尿垢刺激，使龟头黏膜发炎，严重的可导致癌变。建议在成家前，务必将过长的包皮切除，成年男性包茎者，务必及时手术。

问：我男性，20岁。有包皮，每次洗时，总有许多分泌物，这有问题吗？

答：男性外阴部黏膜上有白色的膜，是正常现象。它主要由黏膜部位的顶泌腺所分泌。只要经常清洗即可。对有包皮者，应注意洗时将包皮翻上去！如果伴有明显瘙痒，可能伴发了念珠菌感染，此时，需外用达克宁软膏。若是已婚男性，配偶应去妇科检查有否念珠菌性阴道炎？

问：我才16岁，念中学。我的龟头冠状沟长了一圈像小米一样的东西，不疼也不痒，请问是什么病？需要怎么治疗？

答：在成年男性外阴部，有两个生理现象：一是在龟头冠状沟可有一圈小的丘疹，称为阴茎珍珠样丘疹，是正常现象，不必治疗。一是在阴茎系带旁可各有一两个小白点，称为系带旁丘疹，也是正常现象，不必治疗。这两个现象在青春期后出现，不会增大，也没有任何不适。

异位皮脂腺

问：我嘴唇上有异位皮脂腺，有什么好的治疗方法吗？

答：正常人皮脂腺是不长在黏膜部位的。所谓异位皮脂腺，是指本来不该长皮脂腺的部位长了。皮脂腺多随毛囊生长，分泌的皮脂从毛囊口排出。口唇、外阴部黏膜上没有毛囊，因此也没有皮脂腺。但个别人在黏膜部位长了皮脂腺，称为异位皮脂腺，表现为黏膜上的小黄点。良性的，不必介意，也不必治疗。若是女性可涂唇膏遮盖。

甲银屑病、甲白点、绿甲

基础知识：甲位于指趾末端伸侧，是表皮细胞产生的硬角蛋白所形成。外露部分称为甲板，位于近端皮肤中的部分为甲根。覆盖甲板周围的皮肤称为甲廓，甲板下面的皮肤称为甲床。甲板近端可见半月状淡色区，为甲半月，这在拇指容易见到。甲根下方的上皮为甲母，是甲的生长区。甲的生长呈持续性，正常成人指甲每日生长约 0.1mm，趾甲的生长速度为指甲的 1/2～1/3。

问：甲癣和银屑病甲怎么区分？

答：一般说来，甲癣是在手癣或足癣的基础上发生的，而银屑病甲是在银屑病或银屑病性关节炎的基础上发生的。所以对皮肤作认真检查有助于鉴别诊断。典型的银屑病甲是甲板表面一个个的小坑，这很少出现在甲癣。此外，甲癣往往从单个甲开始，逐渐增多，而银屑病甲可能一开始就多个甲受累！

问：女性，21岁。最近发现自己脚趾甲上长了白点，不知道怎么回事，严重吗？

答：甲板上出现白点并不少见，一般没有大问题，也不必处理，观察即可。

问：我妈妈大拇指指甲盖变成了绿色，想请问是怎么回事？是缺什么维生素吗？

答：指甲突然变绿，可能是外界的色素，用酒精棉球认真擦一下。如果是慢慢变绿的，则可能是细菌（如铜绿假单胞菌）感染引起，每天以食醋泡手试试。

嵌 甲

问：孩子15岁，脚趾嵌甲，手术后又复发，如何根治？

答：嵌甲意味着指（趾）甲长到肉里边去了。嵌甲的一个重要原因是指（趾）甲修剪得过分（太短），以至于新长的甲往肉里长了。治疗就是将嵌入肉内的指（趾）甲切去，并注意使新长的甲别再长入肉内！

鸡眼与胼胝

问：为什么脚上会长鸡眼？

答：鸡眼常长在足受挤压的部位，如趾间，尤其是第4～5趾。长鸡眼，首先检查足有否畸形，如平足；是否穿的鞋不合适，如过于瘦小；还是走路的姿势有问题？老年人，由于皮肤及肌肉的伸展力减弱，足弓的弹性及弯曲度逐渐减弱，容易长鸡眼。

问：鸡眼如何治疗？

答：治疗鸡眼，首先应解除原因。只有找到了原因，并加以纠正，才能根治。如纠正平足，鞋的大小要合适，穿软底鞋，用足垫等。对鸡眼本身，既可手术挖去，也可用鸡眼膏慢慢腐蚀掉。也可请有经验的修脚师傅将鸡眼挖去。

问：前段时间足底长了一个鸡眼，请问如何处理？

答：长在足底的，首先应搞清楚是鸡眼还是跖疣。一个重要区别是鸡眼的核心是很硬的，而跖疣的核心则是软的。方法是用修脚刀先将损害表面的角质层削去一层，看下面的软硬度。另外，鸡眼数目不会多，一两个，但跖疣可以有许多个，而且喜欢"扎堆"。分辨不清的，应去医院皮肤科确诊（关于跖疣，请参见86页内容）。

问：我前脚掌长了很厚的脚垫，总是要修脚，怎么治疗？

答：厚的脚垫医学上称为胼胝（pianzhi）。长了胼胝，应去骨科检查一下，有否平足或足的畸形。若有，应予纠正，或用一合适的足垫。建议用个厚些的足部毡垫，在脚垫部位挖个眼，这样走路时胼胝部位不直接着力，有助于恢复。当然，请修脚师傅定期削去死皮也不失为一个方法。

冻　疮

问：我的手每年都生冻疮，有什么预防和根治的办法吗？

答：首先，要多运动，促进血液循环；其次，要注意肢体的保暖，特别是需要长时间待在室外时，一定要做好保暖。一旦长了冻疮，建议在刚一出现小的硬结时，就用手不停地揉擦患处，有时可以将硬结揉散开。长了冻疮，可外搽冻疮膏，一般含有樟脑，药房有卖的。

问：用了冻疮膏，不管用。还有其他药可以治吗？

答：冻疮的关键在于预防，在于早期治疗，就如我在上一个问题时回答的。一旦长了大的硬结，那就只有用冻疮膏或其他活血化瘀的药膏，待其慢慢消退。

网友介绍治冻疮的偏方（供参考）：用煮开的花椒盐水，温度合适了浸泡。可连续使用，使用前加温即可，一天泡几次。

问：寒冷性脂膜炎应该用什么药？

答：寒冷性脂膜炎大多发生在大腿外侧或臀部。首先应注意避免长时间待在寒冷的环境中！我见过经常在室外工作的人，户外气温很低，但穿的裤子很单薄，就易患股臀血管炎（类似于冻疮）。若病变深就成为脂膜炎。所以保暖最重要。治疗可服些活血的药，如烟酰胺、脉洛宁口服液等，也可作理疗，但关键还是多穿些，好好保暖。

褥　疮

问：我爷爷中风后长期卧床，现在臀部、背部长了疮，该怎么办呢？

答：老年人长期卧床，由于压迫臀部及后背，使血循环不好而长疮，称为褥疮。关键是预防，要勤翻身，对受压部位每天用手掌揉上十来分钟，作为按摩，促进血液循环。同时要注意皮肤的清洁消毒，可以用酒精棉球搽受压局部。在受压部位下方垫个气囊圈，尽量减轻受压。要加强营养，纠正低蛋白血症。

一旦出了褥疮，伤口部位应注意消毒，避免感染。伤口应每天用生理盐水（每100毫升饮用水中加0.9克细盐即可）洗患处。如有感染，应外用消炎药，如莫匹罗星（百多邦）软膏或复方多粘菌素软膏。以表皮生长因子（依济复）或成纤维细胞生长因子（倍复济）喷患处有助于伤口愈合，对于褥疮还可以用特殊的敷料。关键是一定要勤翻身，做按摩促进血液循环。

第四部分

色素性皮肤病等

基础知识

基础知识1：皮肤颜色主要由黑、红、黄三色组成。黑主要是黑色素，由表皮中黑素细胞产生，并分布到表皮各层细胞中。红主要是血红素，皮肤血管里流淌着红细胞，主要含血红素，红也与皮肤血管充盈度有关，血管扩张时颜色发红，收缩时颜色偏紫。黄主要是角质层的厚度，足底长茧子时角质层厚，皮肤显黄色。

基础知识2：黑素细胞产生黑素。黑素细胞位于表皮基底细胞层，约每8～10个基底细胞中有一个。黑素细胞在形态上有许多树枝状的分叉，产生的黑素小体通过这些分枝分布到表皮细胞中，以保护免受紫外线的损伤，黑素也有一定抗感染作用。不同人种虽然肤色不同，但黑素细胞数量是相同的，不同的只是产生黑素量的多少。

 色素痣

黑素细胞痣（简称黑素痣、色素痣）有先天及后天之分。先天性色素痣在出生时就已存在，它的大小不同，大的可以占据很大的体表面积，称为巨大性色素痣。后天性是指出生后，一般到学龄期后才出现。

色素痣分交界痣、复合痣及皮内痣。交界痣黑色，不高出皮肤表面；复合痣略高出皮肤表面，黑色或褐色；皮内痣呈半球形隆起皮肤表面，或黑色或呈淡褐色，或呈皮肤色。有的皮内痣中央可以有一根或几根毛发。后天性色素痣较小，直径一般不超过6毫米。色素痣除颜色改变外，无自觉不适。

问：我嘴角的痣小时候很小，不疼也不痒。现在顺着年龄的增长，比十几岁时候大多了。请问这是什么呢？不弄掉对健康有影响吗？

答：后天性色素痣在刚出现时常是平、黑色的，称为交界痣。以后随年龄增长，可逐渐隆起，颜色逐渐变浅。一般在20～30岁时稍隆起，称为复合痣；到30～40岁，可呈半球形隆起，称为皮内痣。这一变化反映了痣细胞的成熟过程。皮内痣是良性的，不会恶变。一般情况不必处理。

问：我下巴有颗痣，总会长根毛。剪掉后还会长出。请问能去掉吗？

答：你下巴长的是良性色素痣。由于痣的下方有个毛囊，所以会有毛长出。此毛可剪去，但不要拔，若拔毛，可引起毛囊炎或毛囊破裂，上方痣会红肿。此时需外用消炎药。

问：什么样的色素痣需要切除？

答：色素痣有先天及后天之分。大的先天性色素痣主张切除。后天性色素痣，对长在手掌、足跖、外阴部等易摩擦部位的交界痣主张切除，其余的癌变可能性极低，不必作预防性切除。事实上，绝大多数黑素瘤并不是在色素痣基础上发生的。对后天发生，尤其是中老年人后才出现的、面积较大、黑褐色且颜色不均匀的斑应该提高警觉，及时到医院确诊。

问1：我最近用中药将脸上几个黑痣点掉了，到现在都有疤。问如何去痣好，且不留瘢痕？

问2：我用激光点痣已经两次了，最后还是长出来了，能不能再点啊？

答：对色素痣，不主张以激光去除，也不要试图用药物腐蚀。一则很容易复发，二则会激活痣细胞，三则如果手法掌握不好，还可能留下瘢痕。痣是一个人的标志物，何必去掉！实在不想要，那就手术切除，目前手术技术和器材都很好，可以基本上做到不留瘢痕或瘢痕很轻。

问：我妈后背一颗痣，半球形，高出皮肤表面，已20多年，要切除吗？

答：这是良性的皮内痣，不必处理。皮内痣一般不会恶变。若近期内明显增大、破溃、疼痛，则应去医院检查。

问：色素痣，尤其是摩擦部位的痣恶变概率有多大？

答：总的说来，色素痣癌变概率是很低的。但对某个患者来说，则要么0，要么100％。发生恶变的大多是交界痣（黑色，平的，不高出皮面），皮内痣（黑色至皮色，半球形高出皮面）基本上不会癌变。色素痣恶变的指征是：短期内增大，直径超过6毫米；色泽不匀，不对称，边界不整齐；隆起皮面，容易出血，破溃；周围出现卫星现象。若出现上述情况，应及时去医院就诊。

蓝痣及蒙古斑

问：我女儿7个月，从出生手背上就有像婴儿屁股上那种青青的胎记，不知道会不会是黑色素痣，很担心。

答：当黑色素位于表皮（部位浅），肉眼看是黑色的。当黑色素位于真皮（部位深），肉眼看是蓝色的。若小于6毫米，稍隆出于皮肤表面，称为蓝痣。若是成片的，称为蒙古斑，典型是出生时长在后背及臀部的，一般年龄大些会自然消退的。

纵行黑甲

问：我脚趾甲上有一条2毫米的黑线，已有至少

5年了,请问这种情况会恶变吗?

答:脚趾甲上有2毫米宽的黑线,称为纵行黑甲,并不少见,应该没有问题。但在我国,肢端是黑素瘤的好发部位。恶变多发生在中老年,诱因是反复的创伤。恶变的指征是:短期内增大,宽度超过6毫米;色泽不匀,往往中央黑,周围渐变浅;在甲周围的皮肤可以见到褐色或黑色的斑。

甲下出血

问:女性,30岁。最近发现大脚趾甲下一片黑,听人说这是黑素瘤,很害怕,该怎么办呢?

答:甲下最近出现一片黑(实际为紫红色、紫褐色),有几种可能:①穿的鞋太瘦小或不合脚,走路多了或爬山等,可能挤压了甲,从而出现甲下出血;②外伤或受挤压,如坐公交车或地铁,被人踩了一下,或做家务时,不小心被门挤了,也可能造成甲下出血,成为甲下黑色、紫红色的斑,边缘较为模糊。此斑会随着甲的生长而逐渐往外移,所以,不必担心。

问:前几天去逛街,回来后发现右脚脚底上长了一个血疱,有点疼。几天后,成黑色的了,奇怪,怎么会突然长了个痣呢,不会是黑素瘤吧?

答：这是皮下出血。色素痣或黑素瘤是不会突然冒出来的。若穿旅游鞋去逛街，走路时间长，或鞋较小，总是蹭足后跟，可在足底或足后跟造成皮下出血，就是你所说的血疱。看似黑色，仔细看是带紫红色的。如果挑破皮肤可将下面的血块拨出。

晕　痣

问：女性，23岁。眼睛下面一小米大小黑痣，周围皮肤变白半年，在地方医院诊为"晕痣"，请问有什么治疗方法吗？

答：色素痣周围出现白色的晕，称为"晕痣"。有主张将中央的色素痣切除。待伤口愈合后外用他克莫司膏（至少需外用3个月）。

浅表色素毛痣

问：24岁，男性。左后肩膀有巴掌大的皮肤成棕褐色，粗糙，上面有毛。不痛不痒。好像是发育时才有的。请问这是什么？要不要治疗？

答：这是浅表色素毛痣，一般在十六七岁时出现，你已经24岁,此痣是不会再增大了。浅表色素毛痣并不少见,有的上面可以长毛。无任何自觉不适,不会癌变,不必治疗。用激光祛斑效果不尽如人意。好在该痣大多长在衣服可遮盖的部位。

眼褐青色斑(太田痣)

问:我侄女出生脸上就有大块胎记,而且范围很大,是青紫色的。请问怎样可以去除?

答:这是眼褐青色斑,又称太田痣,是一种特殊类型的色素痣。目前用激光治疗最终可完全除去。但费时较长,每2~3个月做一次,共需做4~5次。

获得性颧部褐青色斑

问:女性,27岁。去年晒后,眼下方颧部出现对称的两块斑,请问是什么斑?应该搽什么?

答:如果是褐色,均匀的一片,那是黄褐斑。如果是褐青色,不均匀,有多个斑点,那是颧部褐青色斑。前者外用含氢醌的药膏(如千白),防晒,口服氨甲环酸,每天500毫克。服药前请认真阅读说明书。后者可作激光去除。

黄褐斑

问：黄褐斑是怎么引起的？

答：黄褐斑的病因较复杂，与内分泌因素有一定关系，如妊娠（故又称妊娠斑）、痛经、慢性肝炎者（故又称肝斑）等易发生。日光照晒可使黄褐斑更加明显。因此常冬季轻而夏季重。

问1：我怀孕不久，面部就出黄褐斑。现在孩子已6个月，但黄褐斑怎么不褪啊？

问2：我生过孩子后，脸颊两边颧骨上有些黄褐斑，什么方法可以祛除此斑，而不伤皮肤呢？

答：妊娠期及产后出现黄褐斑并不少见。黄褐斑的治疗仍是个难题，激光治疗效果不好。应注意防晒。外用美白类护肤品。含氢醌的软膏或霜剂（千白）是常用的外用药。口服维生素C及维生素E可能有助消退。也可内服氨甲环酸。可以去专科医院作果酸换肤。口服避孕药可以使黄褐斑加重，不主张服用。

雀　斑

问：我与我妈都有雀斑，面部长了不少，能治疗吗？

答：雀斑的发生有一定遗传因素，与人种也有关，西方白种人的发生率要高于黄种人。日光照晒可使雀斑更加明显，因此常冬季轻而夏季重。雀斑可以用激光祛除，效果很好。要注意祛斑后防晒。

问：雀斑能用广告产品祛除吗？

答：对美容院及广告宣传的美白及祛斑的产品要慎重，往往夸大疗效。一定要搞清楚产品的成分，不要使用三无产品〔无标识（批准文号），无成分，无产地〕。有些重金属如铅、汞严重超标的产品，有暂时的祛斑作用，但长期使用，可产生使皮肤变黑（黑变病）等不良反应。

 ## 激光去斑

问：激光祛斑的效果如何？

答：激光祛斑效果最好的是老年斑，褐青色斑（包括太田痣及获得性颧部褐青色斑）及雀斑。颧骨褐青色斑可用755nm调Q激光治疗，1064nm激光。黄褐斑效果不好。一般的色素痣不主张用激光去除。激光对皮肤损伤很小。治疗后防晒很重要。

黑棘皮病及皮肤发黑

问：男性，20岁，体重90公斤。脖子、腋窝皮肤越来越黑，皮肤粗糙，但不痒。请问，这是怎么回事？

答：这是一个并不少见的皮肤问题，称为良性黑棘皮病，见于肥胖或体重明显超标者。我国近年来在儿童中多了不少小胖墩，常有类似的皮肤表现，即颈部及腋部皮肤粗糙发黑，似乎没有洗干净，其实这是表皮增生等改变引起的。治疗方法就是减肥，尚没有什么有效的外用药。

问：女性，20岁。请教皮肤暗沉、暗黄是什么原因？

答：肤色的问题很复杂，有遗传因素，如有的家系皮肤就是较黑；有后天因素如职业，居住地海边、日晒情况等；也有身体内部的因素，一般，肝肾功能不好者面色易暗沉。

黑变病

问：我孩子面部皮疹，试了很多种护肤霜，皮疹明显改善。但是发现小孩的脸蛋突然变得很黑，这是为什么呀？

答：黑有两种可能：一为炎症后色素沉着，不久会消退的。二为劣质护肤品所致，造成黑变病，就比较麻烦。所以应该好好查一下护肤霜的来历，有否"身份证"（指国家有关部门的批准文号）。不要使用来历不明、没有确切身份的外用药。我一再说，只要用在人身上，就要慎重。至于你孩子的皮肤发黑属于哪一种，还得请当地医生确定。

 ## 炎症后色素沉着

问：请问什么药物能加快湿疹后色素沉着的消退？存不存在色素沉着一辈子不褪去的情况？

答：不少炎症后会有色素沉着。它的产生主要是表皮内黑素细胞合成的色素因炎症而进入真皮，并作为"异物"为吞噬细胞所吞噬。在吞噬细胞内这些色素被逐渐消化并运走，这需要一个过程，最终将恢复你的皮肤本色。所以，炎症后色素沉着慢慢终将会消退殆尽的。维生素 C、维生素 E 均为抗氧化剂，内服或外用均有助于促使色素消退。

文 身

问：男性，24 岁。前几年经朋友劝说，在前臂上作了大片文身。现在后悔了，有什么办法能将文身抹去吗？

答：文身用激光可大体上去除。不过需多次治疗。文身容易，去文身则不那么容易，而且去除文身所需费用可能远高于文身所需费用。年轻人，文身需三思而后行！

压力性紫癜

问1：昨晚因为便秘，使了不少力气，今天发现眼睛周围全是血点，这是不是紫癜类疾病？

问2：44 岁，去医院做胃镜，下管子时干呕严重。检查结束后，脸上出现多数血点。这是不是过敏了？应该怎么缓解？

问3：25岁，女，昨晚呕吐过后脸上、眼睛周围出现很多血斑，还有面部和眼睛水肿，这种情况是什么引起的，怎样才能消除呢？

问4：我是一名六岁儿童的母亲。我家女儿每次哭得太厉害的话，先是呕吐，之后眼睛四周会出现好多小红点，通常三天左右才会消失，这种情况出现五六次了。

答：这是压力性紫癜，不是过敏。原因是呕吐、便秘或剧烈咳嗽时，头面部血管内的压力骤然增加，使血球从血管中溢出，出现出血点。这种出血点过几天会被吸收、逐渐消失的，不必治疗。

过敏性紫癜

问：我患了过敏性紫癜，不痛不痒，但反复发作。不知道对什么过敏，也查不出来，怎么治啊？

答：过敏性紫癜主要是皮肤上出现紫癜，为小的出血点，最常见于双小腿，严重时可广泛分布。一般无自觉痒痛。除皮肤外，过敏性紫癜还可侵犯肾、胃肠道及关节，分别表现为血尿、腹痛、便血及关节痛。在临床上，除应注意紫癜的特点、分布外，还应关注皮肤以外的表现。注意定期查尿常规，特别注意是否有红细胞？要注意大便的颜色，若出现黑便，伴腹痛，则表明胃肠道受侵，应及时去医治。应注意有否关节痛，主要是大关节痛。

过敏性紫癜我总说是个富贵病，要注意休息，对皮疹广泛，有肾损害的最好彻底休息上半年一年的。预防感冒，饮食清淡，避免剧烈运动。可服用抗过敏药、钙片及维生素C泡腾片等。若有扁桃体炎或其他感染，抗感染治疗是很重要的。当内脏受侵时，如侵犯了肾或胃肠道，一定要在专业医生的指导下认真治疗。

问：过敏性紫癜病人需要服用激素类药物吗？

答：除非有内脏受侵及泛发全身的皮疹，单纯的皮肤型过敏性紫癜一般不必内服激素。有资料表明，对服用激素与不服用激素者比较，病程并没有区别。

结节性红斑与硬红斑

问：我生完宝宝后得了结节性红斑，血沉50。请问我需要吃什么药？

答：结节性红斑的发生常与感染有关，如在扁桃腺炎、感冒后发生。建议查一下C反应蛋白及抗链"O"。可用青霉素，肌注或静点，或其他广谱抗生素。口服阿司匹林片或消炎痛。好好休息。多平卧或抬高下肢。预防感冒。

问：2012年4月至今双下肢长有红斑结节，有压痛，医生诊断结节性红斑。吃的药除了泼尼松，其他药都感觉没用，做过检查，肺部有结核钙化灶，请指点。

答：长在小腿的红斑、结节，常见两个病。一是结节性红斑，中青年女性多见，在小腿伸侧，较浅表，不破溃。与链球菌感染有关。二是硬红斑，在小腿屈侧，位置深，可破溃，不易消，消后留疤，与体内结核感染有关。需服用抗结核药物。单个结节十天半个月可消退，消后不留疤，但易复发。

太阳灼伤（日晒伤）

问：海边游泳皮肤晒伤，晒得红红的，肩膀尤其厉害。现在一压就疼，睡觉翻身压着也疼。请问有什么缓解的好办法吗？

答：严重晒伤，出现像你这样的症状，若无糖尿病，可内服激素，以减轻炎症、缓解症状。方法是服泼尼松，第一天4片（也可肌肉注射2毫克地塞米松），第二天3片，第三天2片，第四天1片，共服四天、10片泼尼松。

火激红斑

问：女，28岁。右小腿外部在无碰撞、无擦伤、无扭伤的情况下出现斑痕，斑痕处皮肤干燥，略有脱皮。无其他异常情况。请问该如何处理？

答：从照片看，有可能是火激红斑。原因是皮肤长期接触或挨着一个高于体温的物体。如暖炉长期放在腹部，如臀部或大腿长期靠在取暖器上，可以在接触部位出现这样的火激红斑。只要不接触了，慢慢会恢复正常的。

紫癜样皮炎

问：本人37岁。近两三年两小腿前经常出现小的类似出血点一样的红疹子，不痛不痒，这是什么？

答：常见有两个可能，一是紫癜样皮炎，一是过敏性紫癜。紫癜样皮炎多见于40岁以上的中老年人，与长期站立、持重物、静脉曲张等因素有关。穿静脉曲张袜或长筒的弹力袜，平时休息时注意抬高下肢，服些维生素C及钙片就可以了，不会影响全身健康，但也不会很快消退。过敏性紫癜则如前所述，是一个全身性的病。

问：女性，40岁。患进行性色素性紫癜样皮炎近7年了。最近天热加长久站立病情加重，出血点大片出现在脚踝，稍痒，之后成为大片色素沉着。该服用哪些药物，能运动吗？

答：进行性色素性紫癜样皮炎者常见于双小腿。它的发生与下肢静脉曲张有关。也与上岁数后，血管的弹性下降、下肢的血液回流缓慢有关。建议穿静脉曲张袜，平时休息时抬高小腿。服用维生素C、钙片，可吃些红枣。外用护肤膏。本病较为常见，多在中老年人发生，一般与身体整体健康无关。病程慢性，皮疹时轻时重，会有反复。可以锻炼，能运动，最好穿上有弹性的静脉曲张袜。

白癜风

问：白癜风能治好吗？

答：白癜风的治疗效果取决于皮损的部位、大小、范围、类型、病变活动度及是否有系统性疾病等。若病期短、皮损小，则治疗效果好。若病期长、皮损范围广，则治疗困难，效果差。

问：白癜风有哪些治疗方法？

答：治疗手段很多，要因人而异。对小片、病期短的病症，近年来有不少新的治疗手段，如光疗（304nm及窄波紫外线）、表皮吸疱移植（适于皮损稳定，单个损害直径在2厘米左右）、自体黑素细胞接种（适于面积较大的皮损）等。治疗效果已大为提高。应该说大多是可以治好的。至于具体的治疗方法，要根据皮损范围、病程、部位而定。用光疗或外用药治疗不能指望很快见效。起码要坚持3个月至半年，才能判断是有效还是无效。所以，治疗白癜风需要耐心。

问：请介绍一些治疗白癜风的常用外用药？

答：外用药常用的有：①含补骨脂素的光敏剂，如0.2% 8-甲氧沙林液，该药外涂后最好暴露于阳光下，最初晒1～2分钟即可，以后根据皮肤反应（发红即可，若出现水疱则应暂停阳光晒）逐渐延长光照时间；②糖皮质激素类药膏或药水；③他克莫司软膏（儿童用0.03%，成人用0.1%）；④其他；⑤对于面积小，外露部位白癜风，因社交活动等需要可以外用遮盖剂。

问：白癜风能在短时间内医好吗？要忌口吗？

答：除了表皮移植外，白癜风的治疗无速成法。无论外用药还是光疗均需要几个月，有时甚至更长，所以需要耐心。一般说来，病程越短，治疗效果越好。不必忌口，所谓白癜风患者不能吃西红柿，不能服用维生素C的说法是不对的。

色素减退斑

问：我家宝宝11个月，前两天腿上发现有块白斑，会是白癜风吗？

答：婴幼儿皮肤上出现白斑有几种可能：①色素减退痣，出生就有，边界可不规整；②贫血痣：出生就有，用塑料尺子一压，与周围皮肤颜色一致。而色素减退痣压后与周围皮肤颜色仍不相同；③炎症后色素减退斑：原有炎症消退后出现，慢慢可恢复；④白癜风：生后出现。开始一般较小，可逐渐增大；⑤其他。

问：52岁，女性。1年前腿上长一米粒大的白点，3个月前肩部又长4个小米大白点，是白癜风吗？她的父亲和哥哥在50多岁时也长了同样的白点。

答：不是白癜风，是老年性白点。可以发生在躯干、四肢的任何部位，是老年性皮肤改变。一般如小拇指指甲盖大小，随年龄增长数量会增多，但不会变大，也不会癌变。

问：宝宝最近脸上长了几片淡色斑，老人说是虫斑。请问是什么皮肤病，该怎么办呢？

答：小孩面部有时可见钱币状大小的淡色斑，称为单纯糠疹或白色糠疹。民间有称为"虫斑"的，实际上与肠道寄生虫如蛔虫病并没有关系。治疗可外用

5％水杨酸软膏或5％硫黄软膏。这种斑不像白癜风那样白,境界也没有白癜风那样清楚。不治疗的话到发育年龄大多可自动消退。

 ## 外阴白斑

问:外阴白斑怎么治疗?外阴裂口溃疡,奇痒难忍,请问该怎么办?病理检查癌变。

答:外阴发白有几个可能:①湿疹造成色素减退,常伴瘙痒;②硬化性苔藓;③白癜风;④外阴白斑。治疗前,先要弄清诊断。你的奇痒难忍,皮肤增厚,也做了病理检查,很可能是外阴湿疹,建议以茵陈10克、苦参20克,煮水后洗。之后外用派瑞松软膏。睡前服用一片多塞平或赛庚定。白天可外用黑豆馏油膏或丁香罗勒膏。若是外阴白斑,需定期复查。必要时,需重复做病理检查。

 ## 红斑狼疮

问:女30岁。右脸从2009年长红斑,不痛不痒,这两年左脸也长,左耳前、头上也长,长过的地方掉头发。去医院做过血沉、类风湿因子等，医生说是红斑狼疮。严重吗？

答：很可能是盘状红斑狼疮。这是一种皮肤型红斑狼疮，仅侵犯皮肤。皮损好发在日光暴露部位，如面、头皮、手背等。发生在头皮的，可造成永久性秃发。你的皮疹多发，需要认真治疗，因为有少数盘状红斑狼疮可转化成系统性红斑狼疮。防晒很重要，特效药是内服羟氯喹，需要在医生指导下服用。外用艾洛松软膏。

问：男74岁。下唇及鼻旁的红斑狼疮好些年了，久治不愈，请问能根治么？

答：这是盘状红斑狼疮。一般采用口服羟氯喹、局部外用艾洛松软膏等方法，防晒。下唇久治不愈的盘状红斑狼疮有发生癌变的可能。若皮损变得高起、容易破溃应及时去医院检查

问：红斑狼疮能根治吗？

答：红斑狼疮有许多不同类型。皮肤型是完全可以治愈的。系统性红斑狼疮经过几年规范治疗也是有可能治愈的。越是早期治疗，治愈的机会就越大。

皮肌炎

问：母亲患皮肌炎3年，现在服用是尤金与美

能。要注意什么？

答：皮肌炎属于重症皮肤病。除皮炎外，还可以有肌无力、活动受障碍，甚至吞咽困难等症状。对于老年人的皮肌炎，应注意检查体内是否伴随肿瘤？特别是在发病的最初两年内。

问：61岁，男。2009年诊断为皮肌炎，表现为面色潮红，肌肉无力，四肢红，眼眶红，而且水肿比较明显，当地医生让吃醋酸泼尼松（一天2片）、维生素B、维生素C、维生素E及钙片。这些药已经服了1年，无好转迹象，只是控制发展，请问还有别的什么办法可以让这种病好转吗？

答：皮肌炎是一个慢性的自身免疫性疾病，比较复杂。除皮炎外，还有肌炎，严重时可有内脏损害。治疗用药要综合临床、化验，主要是肌酶指标、血沉等而定。对于老年人，还需定期体检，及早发现可能伴发的肿瘤。

问：我父亲61岁，患皮肌炎已6年。第一次服了激素很快就恢复了。第二次2010年又犯病了，一直到现在。服了中药半年，皮肤颜色虽有好转，但肌肉却开始萎缩（主要是上半身），请问皮肌炎引起的肌肉萎缩该如何治疗呢？

答：皮肌炎既有皮炎，也有肌炎。后者主要表现为四肢近端肌肉疼痛、无力，抬胳膊及下蹲、上楼困难。血中肌酶水平升高，也是监测病情活动重要指标。治疗主要是服用激素，依病情可加小量免疫抑制剂如甲氨蝶呤。正确治疗，控制病情，适度活动后可能恢复。

硬皮病

问：患者男，62岁。一个月前确诊为系统性硬皮病。患者曾得过肺结核，治疗期间服用激素。用药从一开始的每天10粒减为1粒。主要症状是小腿肿胀，尤其是晚上踝关节肿得厉害，手脸发乌，咳嗽，食管反流。

答：硬皮病有局限型及系统型之分。系统型中又分肢端型及全身型。肢端型病变主要在手足，全身型除全身皮肤逐渐变硬外，病变还可侵及肺、肾等内脏，严重者威胁生命。发病1个月，激素已从10片减至1片，减药太快了。建议去大型三甲医院确诊并治疗。

天疱疮

问：我姥爷去年患了红斑性天疱疮，大夫给开了波尼松，从最初的一次10片到现在一次5片。姥爷还有肾病。现在吃药吃得全身没劲，自己行走困难，而且病情经常反复。这病是不是就得服用激素？

答：天疱疮是可以危及生命的重症皮肤病。激素是特效药。由于患者有肾病，限制了其他药物的应用。激素目前服5片，应该说已经渡过了治疗最困难的时期。只要减药合理，不复发，预防并正确处理可能出现的不良反应，前景应该是乐观的。

问：**是不是出现口腔溃疡是天疱疮预后差的征兆？**

答：不是。寻常性天疱疮的最初表现常常是口腔糜烂或溃疡，若不及时治疗，一般3至6个月后可在身上出现水疱及大疱。所以说，口腔糜烂常是寻常性天疱疮的早期征候，但不是预后差的征兆。

问：**口腔天疱疮除了吃激素外，还有别的治疗方法吗？**

答：首先要明确诊断，是天疱疮还是良性黏膜类天疱疮。治疗首选激素：甲泼尼龙或泼尼松龙片，口含后咽下，也可内服其他免疫抑制剂，但必须在专业医生指导下服用。

问：**24岁，男，患寻常型天疱疮4个月，背部、胸前、头皮和面部，都长满了，患处不停渗水。如何治？吃些什么好，能喝牛奶吗？**

答：天疱疮属于重症皮肤病，应该重视，认真治疗。本病慢性，治疗一般需要3～5年。最常用的药物是内服泼尼松。请你一定找皮肤科医生诊治，牛奶可以服。葱、蒜不应吃。

问：我父亲患寻常型天疱疮，减到12.5毫克时复发，药量又加到40毫克，现在减药5个月，减到了22.5毫克，请问教授这个速度是不是有点快？

答：按我科治疗经验，一年减用药量的一半。你减得有点快。照此速度减下去，很可能复发。天疱疮的治疗比较复杂，为避免长期服用激素的不良反应，需要合并用一些药，如需补充钙、口服碳酸钙片等。需要定期查血尿常规、量血压等。糖尿病是其一个比较常见的合并症。最好固定一位医生诊治。

大疱性类天疱疮

问：我78岁的爷爷患大疱性类天疱疮快1年了，现住院用激素，同时患有慢性肾炎。该怎么治？

答：大疱性类天疱疮是个慢性病。大多在60岁以后发病。大疱性类天疱疮我科首选的治疗方法是：玫满霉素50～100毫克，每天2次（若70～80岁，肾功能不好，则用50毫克），烟酰胺300毫克，每天2次，泼尼松10毫克，每天2次。同时应注意药物的不良反应。若有效，应慢慢减药。减药过快，常致复发。

对于78岁的老人，类天疱疮与肾炎间没有必然的联系。但肾功能不好，会影响治疗用药的选择，因为不少药物需经肾排出。

第五部分

皮肤肿瘤及老年性皮肤改变

汗管瘤与粟丘疹

常见于眼周稍突起的小白点有两个可能：一是粟丘疹，二是汗管瘤。前者用消毒针尖可挑出一个白的粉刺状物，后者则需要以特殊器械做治疗。

汗管瘤，有局限型及泛发型：局限型较为多见，好发于眼周。多见于中青年女性的眼睛下方，常在夏季加重。我院采用电解法治疗，效果很好。也有采用激光治疗的。泛发型：本型少见，可在面部、颈部及前胸等部位广泛发生。无自觉不适。由于皮损太多，治疗困难。对于发生在外露部位，影响美观的少数皮损可按局限型的方法治疗。

 ## 皮肤纤维瘤

问：我右大腿外侧面长了一个小疙瘩，稍隆起，褐色，有十多年了，不痛不痒。到底是什么东西？如何治疗？

答：常见的是皮肤纤维瘤，较硬，黄豆大小，表面光，呈褐色，无症状。这是一个常见的皮肤病，可由于虫咬或较微创伤等引起,常见于四肢,以下肢好发,良性,不会恶变。可不必治疗。若认为影响美观,可手术切除。

脂溢性角化症

问:我父亲65岁,2年来胸长了块黑斑,现有大拇指指甲大小,高出皮面,表面不是很光滑,这是什么?是否需要治疗?

答:老年人面部或身上长出黑褐色略高出皮肤的肿物,表面呈小的乳头状,用手稍使劲一抠,能抠下些带油腻的黑色物,则很可能是脂溢性角化症。这是皮肤的老年性改变,多见于头面部,也可发生在皮肤的任何部位。一般如指甲盖大小,也可更大些。无自觉症状。良性,一般不会恶变。可不治疗。也可作冷冻,或外用维A酸软膏。若肿物容易破溃、出血,则应去医院检查、确诊。

问:我父亲今年56岁。大约从10年前开始,左大腿一芝麻大小的痣慢慢长到现在约1厘米大小,偶有痒感,无其他不适。请问考虑什么诊断?如何处理?

答:40岁以后出现、略高出皮肤表面的黑褐色肿物,以脂溢性角化症可能性大。这是一个常见的老年性皮肤改变，民间常称为老年疣。特点是表面油腻，不平整，用手抠，也许能抠下些角质物。可长在身体的任何部位，以头面部居多。作冷冻治疗效果好。

表皮样囊肿

问：女性，22岁。耳朵下方长了一个小肿物，开始时用手挤有牙膏状白色物，后来慢慢长大，外面看不到，捏的时候有一个小硬块，有时会痛，请问这是什么？如何治疗？

答：这是表皮样囊肿（民间有称粉瘤的，但从专业的角度讲并不正确）。良性，不会癌变。若无变化，不发炎，可不动它，有自然消退的可能。若反复发炎，则应手术切除。

问：我32岁。后背长了个包，硬，有些疼。中端有个黑头。正在哺乳期，能用什么药呢？

答：中央有个黑头，很可能是表皮样囊肿。发炎了，外用鱼石脂膏或百多邦膏。这个囊肿有可能会慢慢变小，甚至消退。若反复发红、疼痛，则应去医院手术切除。

多发性脂囊瘤

问：男性，25岁。腋下及前胸有一颗颗小的突起，表面有些发黄色。已经十来年了，而且数目在增多，请问该怎么办？

答：有一个病称为"多发性脂囊瘤"。在前胸、腋部、上肢屈侧、颈部等皮内可见多数绿豆至黄豆大的结节，表面呈淡黄色，无症状。一般在青春发育后出现，数目自几十个至上百个不等。可以有家族发病史。不知像不像你的病。治疗尚无特效药。可服用异维A酸胶囊试试（需在医生的指导下服用）。

脂肪瘤

问：我母亲长了多个脂肪瘤，曾切除了几个，后来又在原位置长了几个，其他部位如背部也长了，需要治疗吗？

答：脂肪瘤为脂肪细胞增生的良性肿瘤。单发或多发。肿物呈半球形高出皮面，触之软，稍活动。无自觉不适。极少癌变。一般不主张治疗。平时注意观察，若近期增大、红肿、疼痛，则应去医院诊治。

皮脂腺痣

问：我10岁的儿子头皮长了一个疣状物，医院诊断为皮脂腺痣，需要治吗？

答：皮脂腺痣出生时就有，为淡黄色的斑，一般如指甲盖大小，好发于头皮，少数可见于面部，如耳前。青春发育期，皮脂腺发育增大，此时皮脂腺痣会增厚，发黄，表面不平。特点是痣上不长头发。皮脂腺痣是良性的，偶可癌变。我曾见过两例在50岁后发生癌变的。对皮脂腺痣，可以观察。若其上结节增多，颜色发生改变或易出血，则应去医院检查。治疗方法是手术切除。

 ## 睑黄疣

问：我妈妈眼角上长黄色凸起物好几年了，医生说是血脂高引起的，请问能治吗？另外，我妈妈有2型糖尿病，有关吗？

答：这是睑黄疣。多长在上眼睑内侧，呈黄色，可稍隆起皮面。大多发生在高脂血症者。应抽血作个血脂分析，然后作针对性的降脂治疗。糖尿病患者常伴有血脂升高,更易发生。睑黄疣可采用手术、激光等方法去除。

血管瘤

问:9个月大的孩子,右臂上出生时有块红斑,现在稍微增大,呈红紫色,想咨询最佳治疗时机和治疗方法是什么?

答:小孩红色的血管损害有三种:鲜红斑痣,平的;草莓状血管瘤,鼓起来的,表面似草莓状;海绵状血管瘤,较大较深,触之有海绵样的感觉。

应该要明确是鲜红斑痣还是草莓状血管瘤。草莓状血管瘤至10岁时大多可以自然消退。而鲜红斑痣自然消退的可能性小。

问:我儿子3周岁,生下时嘴右边有一片红,去医院大夫说是鲜红斑痣,怎么治疗?

答:我国刚批准了一个专门治疗鲜红斑痣的一类新药:海姆勃芬。静脉给药后配合特殊波长的激光照(光动力学治疗),效果不错。估计2013年年底会正式上市。

问:我女儿出生时胳膊上就有一块血管瘤。出生时颜色较深,现在5岁,颜色变浅了,中间也慢慢有正常皮肤出现。请问应该怎么处理呢?

答：很可能是草莓状血管瘤。该瘤一般在患儿2岁前增大，2岁后可以逐渐自然消退，至患儿10岁时90%可自然消退。因此，除非长在特殊部位，影响功能或容易外伤出血，否则是不主张治疗的。你女儿的血管瘤中间有正常皮肤出现，表明已在开始消退了。

问：我家宝宝4个月，在睾丸下面有4cm×2cm的草莓状血管瘤，医生建议锶^{90}治疗，且已治疗一次了，请问这样治可以吗？

答：同位素锶^{90}是一种放射性元素，利用产生的放射线（β线）而起到治疗作用。宝宝才4个月，病变在睾丸部位，面积又不小，此部位接受放射线，请君三思而后行！！再者，草莓状血管瘤到10岁时90%可自然消退。只是这个部位要注意不受外伤，防止弄破。

问：我是一名鲜红斑痣患者，31岁，曾做过五次光动力治疗。目前皮肤发黄且黑，肝代谢功能也明显减弱，想问这是否与光动力治疗有关，不知道是否继续接受治疗，烦请您回复，谢谢！

答：任何治疗，尤其是治疗一个良性皮肤疾病，一定要权衡利弊，利害得失。如果弊大于利，则不应继续。虽然有些皮肤疾病顽固难治，但绝大多数是良性的。我常告诫患者"不要命的病，不要用要命的药去治疗"。曾有治疗银屑病导致肾衰竭、肝硬化的恶性例子，需要引以为戒。

妊娠纹或萎缩纹

问1：我以前很胖，肚子、大腿、肩膀上都有肥胖纹，很难看。我才19岁，想知道有没有什么方法可以消除肥胖纹。

问2：23岁，女生。在初中时腿上长了很多白纹，腰臀也有。和妊娠纹一样，这是怎么回事，能治吗？怎么治？

答：这是萎缩纹，又称妊娠纹。妊娠时腹部逐渐膨起，体重明显增长，引起真皮内弹力纤维等断裂所致；青春期如果身体长得很快，短期内体重骤然增加，皮肤内弹力纤维也会绷断，造成萎缩纹的出现。这种纹在分娩后或控制体重后可逐渐变浅、减轻，但不太可能恢复至正常外观。尚无好的治疗办法。外用维生素E软膏或制剂，可能会有所帮助。有照紫外光（使颜色加深，纹就不显了），甚至激光（有刺激胶原，但不是弹力纤维再生的作用），可有一定效果。

瘢痕疙瘩与肥厚性瘢痕

问：27岁，男性。两年前胸前长了几个痘痘，之后出现凸起的疤痕，请问这是瘢痕体质吗？

答：不一定。高出皮肤的瘢痕有两类，一类是瘢痕疙瘩，发生在瘢痕体质者，不易消退。一类为肥厚性瘢痕，可以消退。二者的区别：瘢痕疙瘩皮损的范围可以大大超出损伤或手术切口的部位，不会自然消退，可有瘙痒等不适；而肥厚性瘢痕的皮损仅限于外伤或手术切口的范围，随时间可逐渐变平、消退，一般无自觉不适。

问：我后背和前胸处长了瘢痕疙瘩，请问有根治的办法吗？

答：瘢痕疙瘩由于状如螃蟹，又称蟹足肿。前胸及后背是好发部位。治疗困难。本病有一定的遗传性，即瘢痕疙瘩体质。我科采用手术切除后立即作放射治疗，效果很好。往瘢痕内注射糖皮质激素是一个常用的治疗手段，可以在术后注射，也可单纯注射而不作手术。只是注射的量及注射的深度要掌握好。注射量过大，或注射次数过多，会造成局部皮肤萎缩。

问：我是瘢痕性皮肤，身上有好几处凸起的瘢痕。当地皮肤科医生建议打封闭，我觉得那是激素类药物没去尝试。但这两天感觉身上有两处瘢痕在痛，而且瘢痕面积好像有所扩大，求助！

答：瘢痕体质者，局部注射糖皮质激素是治疗瘢痕简单、有效的办法。由于注射量小，注射次数少（3～4次），一般不会有系统不良反应。

问：我是瘢痕体质，身上的瘢痕可以用微磨削术或激光治疗吗？

答：对于瘢痕体质者，千万不要随意做创伤性的治疗！瘢痕疙瘩单纯作手术切除，是很容易复发的。应找专科医生根据病变范围决定治疗方法。

问：*前几天外伤后，在脸颊上留下疤痕，请问有没有祛疤痕的药膏？*

答：外伤后是不是落疤，主要与外伤的深度有关。如果是擦伤，只损伤了表皮及真皮浅层，伤口很快长好，可能会留下暂时性色素改变，慢慢会消退的。如果外伤较深，如刀砍伤，损伤达到真皮深层，那是会留下瘢痕的。只要不是瘢痕体质，一般的瘢痕随着时光流逝，慢慢会变小、变浅。对发生不到一年的疤，不要焦急，不要急于处理，更不要弄巧成拙。可外用康瑞宝软膏、肝素软膏、喜疗妥软膏、维生素E霜等。另外，外伤后作适当处置，消毒、清洁伤口、预防感染也是很重要。可外用消炎药膏如莫匹罗星（百多邦）。伤口结了痂，要待其自然脱落。不要用手去揭！

老年性皮肤改变

人老了，岁月的痕迹刻在皮肤上，大体分为两类：一类是生理老化，常见皮肤颜色改变；皮肤变得松弛、下垂、出现皱纹；皮肤变薄、变干、出油减少等。这些改变随着年龄增长，人人都会发生。第二类是日光性老化，如面部皮肤变得粗糙、干燥、色泽加深、纹理粗重。见于长期在户外、野外工作者，生活在海拔高，接受紫外线照射强度高的人。

老年人皮肤常可见三种颜色改变：白色：一般为5毫米至1厘米大小，白色圆形斑，称为老年性白点；红色：一般为3至5毫米大小，半球形隆起皮肤表面的红色丘疹，称为老年性血管瘤。老年性白点及老年性血管瘤都主要见于躯干及四肢，出现后形状不会增大，但数量会逐渐增多。褐色或黑色：称为老年斑。老年斑可增大，有的可逐渐高起皮肤，表面呈乳头状，此时称为脂溢性角化症。好发于外露部位，但也可见于躯干及四肢。这三个病变都是良性的，不会发生癌变。

问：男53岁，面部长了不少老年斑，有什么办法吗？

答：老年斑是皮肤老化的表现，随年龄增长会逐渐增加。可以外用0.1％维A酸软膏（迪维霜），每晚一次。此药初用有刺激性，慢慢就适应了。需要长期用。每次外用后应洗手。也可以激光祛斑，效果很好。

老年性皮肤瘙痒症

问：男，70岁。近年来，每到冬季，皮肤就痒。尤其是洗澡后皮肤更痒。本来天天洗，现在一周只洗一次，但还是痒，该怎么办呢？

答：这是老年性皮肤瘙痒症。比较常见。尤其在北方，一则气候十分干燥，二则老人皮肤本来就干。因此，治疗老年瘙痒，皮肤保湿最为重要。洗澡一般每周2~3次，有条件的，泡澡更合适。洗澡时不要使劲搓，不用碱性肥皂，洗完后外搽润肤乳。室内用个加湿器，增加湿度。痒时勿抓，可用些止痒的乳液，如药房售的协和止痒乳。此外，北方的水质太硬，也对皮肤有一定刺激。目前市面上有过滤器，可软化水质。

冬季瘙痒症

问：我70多岁了，这几年每到冬天皮肤就痒，特别是四肢。有时搽护肤膏有些用。请问，有没有什么好办法可以根治呢？

答：冬季瘙痒症。上了年龄，容易皮肤瘙痒，这与人老了以后，神经的退行性变及皮肤老化有关。注意皮肤保湿很重要。洗澡时不要用碱性肥皂，不要使劲搓，不要搓背，洗澡后外用润体乳，止痒可用协和止痒乳。也可在睡前服一片氯本那敏（扑尔敏）。在冬季尤其要注意。如果瘙痒剧烈，应去医院检查，是否有糖尿病等系统疾病。

常见的皮肤恶性肿瘤

老年人常见的皮肤恶性肿瘤有基底细胞癌、鳞状细胞癌。基底细胞癌大多发生在头面部，初为一黄豆大结节，中央易破溃，出血，一般无自觉不适，生长缓慢。鳞状细胞癌大多发生在原有皮肤病基础上，如长期烧伤瘢痕，慢性溃疡，面部日光性角化基础上。肿瘤大小不等，常有溃疡、出血、生长较快。

问：我母亲鼻翼处长了黑包，且逐渐加大，有些担心。如果检查应看哪个科？

答：长在老人鼻翼上的肿物，若近期容易破溃，触之易出血，一定要及时去医院皮肤科检查，要注意基底细胞癌的可能。

问：我母亲去年得了左眼外眦基底细胞癌，病理证实了的。现在过去一年了，手术位置没什么明显变化，请问这种情况该作什么检查？

答：基底细胞癌只要切除干净，就可以了。不必化疗。若一年没有复发，应该说问题不大了。请继续观察。

第五部分　皮肤肿瘤及老年性皮肤改变

附：本手册提到药物的商品名与化学名

化学名	商品名
丁酸氢化可的松软膏	尤卓尔
糠酸莫米松软膏	艾洛松
曲安奈德益康唑软膏	派瑞松
复方地塞米松软膏	皮炎平
复方曲安奈德软膏	康纳乐
曲安奈德新霉素贴膏	肤疾宁
丙酸氯倍他索软膏	恩肤霜
酮康唑洗剂	采乐
二硫化硒洗剂	希而生
咪康唑乳膏	达克宁
环吡酮胺软膏	环利软膏
复方薄荷脑软膏	曼秀雷敦薄荷膏
过氧苯甲酰凝胶	斑赛
阿达帕林凝胶	达芙文
莫匹罗星软膏	百多邦
阿维A霜	迪维霜
氢醌霜	千白
他克莫司软膏	普特彼
匹美莫司软膏	爱宁达
马来酸氯苯那敏	扑尔敏
氯雷他定	开瑞坦
西替利嗪	仙特敏

伊曲康唑　　　　　　　斯皮仁诺
特比萘芬　　　　　　　兰美舒
复方肝素钠尿囊素软膏　康瑞保
氟芬那酸丁酯　　　　　布特
苯西卤铵软膏　　　　　保英
复方乳酸软膏　　　　　干彼美

第五部分　皮肤肿瘤及老年性皮肤改变